LEÇONS CLINIQUES

SUR LES

MALADIES DE L'OREILLE

MÊME LIBRAIRIE

DE LA SURDITÉ

ET DE QUELQUES NOUVEAUX MOYENS PROPRES A GUÉRIR CETTE AFFECTION

PAR LE DOCTEUR LERICHE

Paris, 1862. In-8°. . . . . 1 fr. 25.

PARIS. — IMP. SIMON RAÇON ET COMP., RUE D'ERFURTH, 1.

LEÇONS CLINIQUES

SUR LES MALADIES

DE

L'OREILLE

OU

THÉRAPEUTIQUE DES MALADIES AIGUËS ET CHRONIQUES

DE L'APPAREIL AUDITIF

PAR

LE DOCTEUR TRIQUET

MÉDECIN ET CHIRURGIEN DU DISPENSAIRE POUR LES MALADIES DE L'OREILLE
ANCIEN INTERNE EN MÉDECINE ET EN CHIRURGIE
DES HOPITAUX DE PARIS
LAURÉAT, MÉDAILLE D'ARGENT (1848), MÉDAILLE D'OR (1849), MÉDAILLE DE JUIN (1848)
MÉDAILLE DU CHOLÉRA (1849)
ANCIEN MEMBRE DE LA SOCIÉTÉ ANATOMIQUE, MEMBRE FONDATEUR DE LA SOCIÉTÉ DE BIOLOGIE

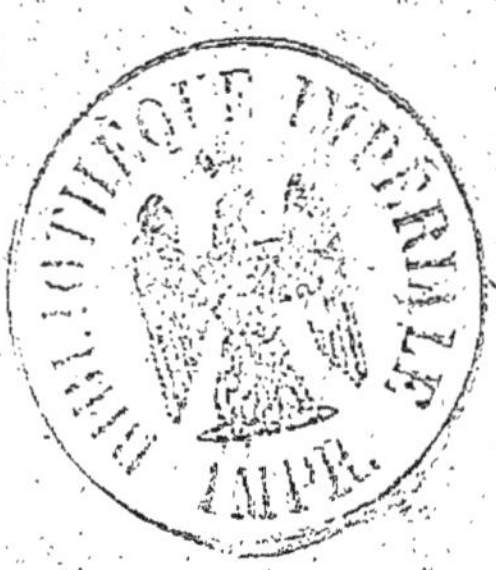

AVEC FIGURES

PARIS
F. SAVY, LIBRAIRE-ÉDITEUR
24, RUE HAUTEFEUILLE, 24

1863

A MONSIEUR

ARMAND TROUSSEAU

PROFESSEUR DE CLINIQUE MÉDICALE
DE LA FACULTÉ DE MÉDECINE DE PARIS, MÉDECIN DE L'HÔTEL-DIEU,
MEMBRE DE L'ACADÉMIE DE MÉDECINE,
COMMANDEUR DE LA LÉGION D'HONNEUR, GRAND-OFFICIER DU LION ET DU SOLEIL
DE PERSE,
EX-REPRÉSENTANT DU PEUPLE A L'ASSEMBLÉE NATIONALE,
ETC., ETC., ETC.

Hommage respectueux de haute estime
et de profonde gratitude,

L'AUTEUR.

3 mai 1865

MON CHER AMI,

J'accepte, avec un très-grand plaisir, votre dédicace, et je vous en remercie bien cordialement.

Vous ne pouvez faire qu'un bon livre, et je suis sûr que le public et les médecins vous en sauront gré : — réussit qui fait bien !

Mille amitiés.

A. TROUSSEAU.

PRÉFACE

Je vais résumer ici, dans un petit nombre de pages, les leçons publiques que j'ai faites, depuis six ans, à mon dispensaire public et gratuit, sur les maladies de l'organe auditif.

Plusieurs de ces leçons, il est vrai, ont déjà paru, isolément et par fragments, dans les journaux de médecine :

La *Gazette des hôpitaux*, *la France médicale*, les *Archives générales*, le *Journal de Médecine et de Chirurgie pratiques*.

En réunissant aujourd'hui ces leçons éparses en un premier faisceau, mon but unique est de fixer l'opinion des praticiens sur certaines questions intéressantes et toujours controversées, par exemple : les polypes de l'oreille, les bourdonnements, l'emploi de l'éther, certaines causes de surdité rebelles et peu connues, ainsi : la soudure des osselets, la nature et le traitement des otites chez les scrofuleux, les rhumatisants, les goutteux, les syphilitiques, les buveurs, les fumeurs ;

les différentes injections que l'on peut faire pénétrer avec succès dans l'oreille moyenne, selon les cas de surdité, etc.

Mais, surtout, leur principale utilité est de prouver que le traitement méthodique et rationnel des maladies de l'oreille ne diffère en rien des moyens thérapeutiques généralement employés.

Mon but sera complétement atteint, si je peux faire comprendre que cette branche de la pathologie, longtemps négligée, doit enfin mériter l'estime des médecins et la confiance des malades.

Un dernier mot : je me suis efforcé, dans la description, de prendre pour modèles nos meilleurs auteurs en oculistique, car je suis convaincu que les maladies de l'œil et de l'oreille sont liées par une étroite analogie, et j'ai cherché à faire prévaloir cette opinion.

Quant à la thérapeutique, c'est dans l'enseignement de mon très-honoré maître, M. le professeur Trousseau, que j'ai puisé les principes exposés dans les pages suivantes.

Plusieurs de mes élèves ont bien voulu m'aider de leurs notes recueillies à mes leçons.

Je les remercie de leur zèle affectueux.

Paris, ce 20 mai 1865.

Dr TRIQUET.

LEÇONS CLINIQUES

SUR LES

MALADIES DE L'OREILLE

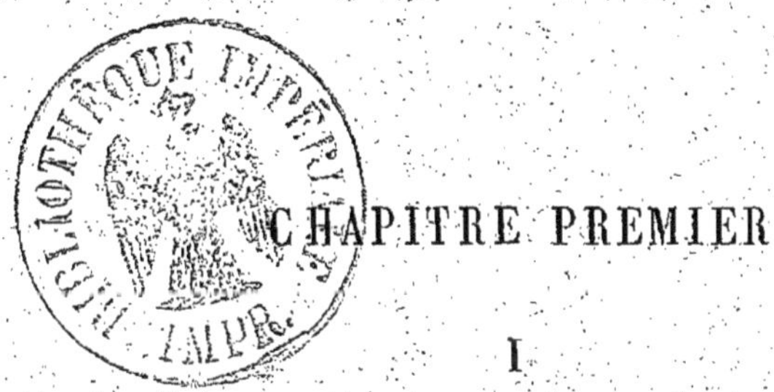

CHAPITRE PREMIER

I

MODIFICATION IMPORTANTE APPORTÉE A MON PROCÉDÉ POUR LE CATHÉTÉRISME DES TROMPES D'EUSTACHE.

En 1852, dans le numéro de la *Gazette des Hôpitaux* du 21 septembre, j'ai décrit pour la première fois un nouveau procédé pour sonder la trompe d'Eustache.

Depuis longtemps déjà je mettais ce procédé en usage pour les démonstrations que j'avais l'habitude de faire à mes leçons publiques ou particulières. Mais il n'avait encore été publié dans aucun recueil scientifique.

Toutefois sûr, comme je l'étais, de sa valeur et de son efficacité, je me devais à moi-même et à mes élèves d'en exposer les principes publiquement.

La première démonstration que j'en donnai, dans mes cours publics, ou particuliers et dans la *Gazette des Hôpitaux* en 1852, fut acceptée favorablement, et M. le professeur

Malgaigne voulut bien accorder la préférence à ce procédé dans la dernière édition de sa *Médecine opératoire*. Ce fut un grand honneur pour moi.

Depuis cette époque, j'ai appliqué tous mes efforts à modifier le Manuel opératoire, et je crois y être parvenu, le résultat me paraissant favorable [1].

Mais la modification que j'ai apportée aujourd'hui à mon procédé opératoire a une grande importance, en ce sens que le premier et le troisième temps sont supprimés.

Ainsi, au lieu de présenter d'abord la sonde, la concavité dirigée en bas, et la convexité en haut, je supprime ce pre-

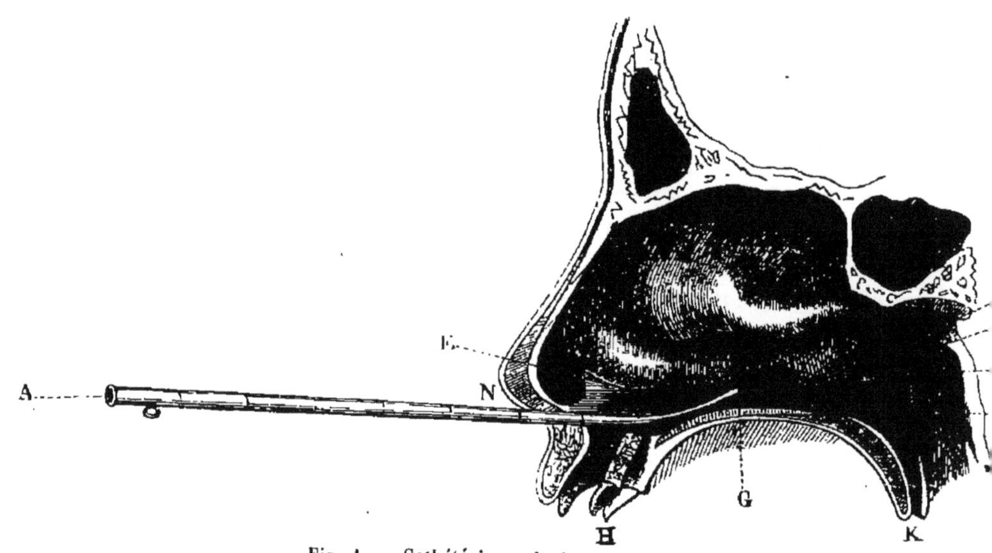

Fig. 1. — Cathétérisme de la trompe d'Eustache.

mier temps, et, prenant d'emblée la sonde A en deuxième position, la concavité tournée en haut et en dehors, le dos ou convexité s'appuyant sur la cloison, le bec G profondément engagé sous le cornet inférieur, je commence par le deuxième temps, et, poussant directement la sonde A dans le méat inférieur N, qui offre une véritable cannelure formée naturellement par le cornet E, on arrive doucement, lentement, sans efforts ni violence, jusqu'à l'extrémité pos-

[1] *Traité pratique des maladies de l'oreille*. 1 vol. in-8, avec figures, 1857.

térieure du méat inférieur M, où, rencontrant l'embouchure de la trompe L, l'instrument s'y engage naturellement et sans hésitation.

Cette modification, en simplifiant le procédé, a bien une certaine importance, puisqu'elle supprime le premier et le troisième temps de l'opération, déjà assez difficile par elle-même.

Les jeunes chirurgiens surtout me sauront gré de cette innovation, puisqu'elle a un but réel, celui de rendre certainement plus sûr et plus rapide, un procédé opératoire qui peut ainsi se vulgariser et rester à la portée de chacun.

II

NOUVEL APPAREIL POUR ÉCLAIRER LE CONDUIT AUDITIF PENDANT LES EXPLORATIONS OU LAMPE RÉFLECTEUR.

Cet appareil se compose d'une lampe ordinaire L, à bec plat, pourvue d'une grosse mèche et alimentée par l'huile de schiste ; un verre de trente-cinq centimètres de hauteur V sert à exciter le tirage et la combustion : un réflecteur concave et poli, de quinze centimètres de diamètre M est ajusté en arrière du foyer lumineux, et les rayons qu'il réfléchit sont aussi brillants que ceux du soleil, point capital et d'une extrême importance pour l'éclairage d'un canal étroit et tortueux comme le conduit auditif.

Une poignée se trouve soudée au corps de lampe au-dessous du miroir réflecteur de façon à permettre, au chirurgien de déplacer la lampe à volonté, l'éloigner, la rapprocher de l'oreille du patient, jusqu'à ce que les rayons lumineux forment une image nette et brillante, dans toute l'étendue du conduit auditif, préalablement dilaté au moyen du spéculum. Un petit guéridon P, s'élevant ou s'abaissant, à volonté, au moyen d'un pied à vis, forme le support le plus convenable pour la lampe.

D'ailleurs la figure ci-jointe fera mieux comprendre tous les détails que je viens de donner.

Elle est aussi destinée à montrer la position du malade, du chirurgien, la manière de tenir le spéculum, le degré

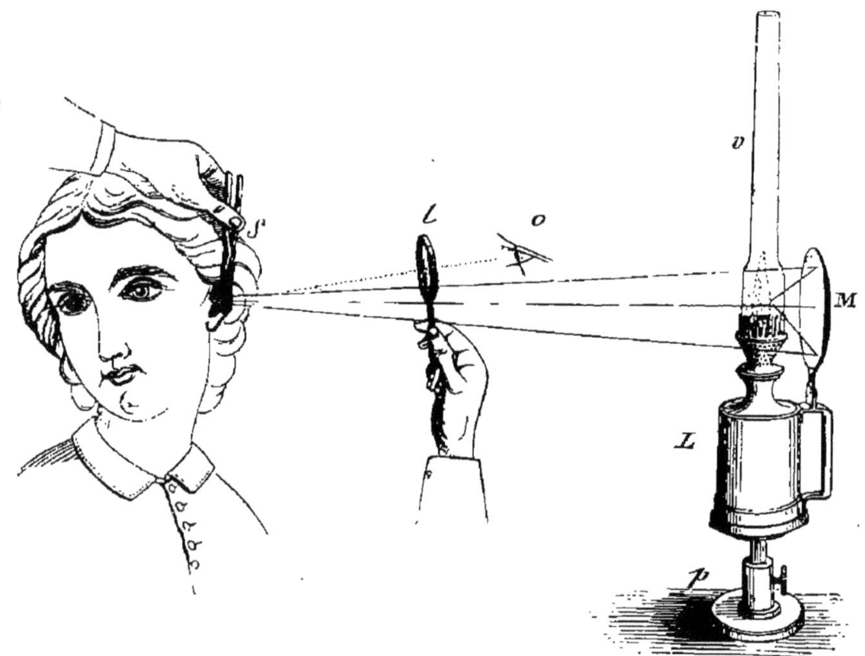

Fig. 2. — Dans cette figure le réflecteur L, M, étant posé sur un guéridon *p*, renvoie les rayons lumineux à travers une loupe *l* jusque dans l'intérieur de l'oreille, préalablement dilatée par le spéculum, S. *o*. Œil de l'observateur.

d'écartement convenable pour préparer une voie suffisante aux rayons lumineux.

Il est bien entendu que la pièce où a lieu l'exploration doit être obscure, des rideaux verts et épais devant opposer à la lumière du jour un obstacle impénétrable.

En un mot, le chirurgien s'entourera des mêmes précautions que celles mises en usage pour l'ophthalmoscopie.

Il n'est point nécessaire d'une grande expérience pour se servir utilement de cette lampe et en tirer tout le parti possible.

Il faut cependant avoir appris à explorer l'oreille dans une clinique, afin que l'examen du malade soit autant que possible, rapide et complet.

CHAPITRE II

EST-IL POSSIBLE D'ÉTABLIR UN PARALLÈLE ENTRE LES MALADIES DE L'OREILLE ET DE L'ŒIL?

Avant d'aborder l'étude des maladies de l'oreille, il m'a semblé utile d'appeler l'attention sur leurs analogies et leurs similitudes avec les maladies de l'œil. Dans ces deux organes il y a des maladies identiques, et le plus grand nombre d'entre elles, nous pouvons le dire en toute assurance, tiennent à des causes diathésiques générales. Il n'y a pas de si petite lésion de ces organes qui ne reconnaisse, la plupart du temps, comme cause plus ou moins éloignée, une diathèse. Dans l'œil et dans l'oreille nous rencontrerons donc un grand nombre d'affections entées sur une disposition diathésique que nous aurons toujours à rechercher au point de vue thérapeutique. Tantôt c'est une cause rhumatismale, tantôt c'est une cause traumatique qui vient donner l'essor à la diathèse qui sommeille. Si quelques ophthalmologistes, par un étrange abus des lois de l'observation ou de la pathogénie, ont dit le contraire, c'était de leur part erreur ou inattention.

La classification des maladies de l'oreille et celle des maladies de l'œil peut être établie sur des bases exactement semblables ; en effet, l'analogie est complète dans les maladies des deux organes.

PAVILLON, PAUPIÈRES. — Dans l'étude de l'oreille nous

trouvons à l'extérieur le *pavillon*; dans celle de l'œil, les *paupières*.

Les paupières ne sont autre chose qu'un voile protecteur qui, en s'abaissant, permet à l'organe de se reposer de ses fatigues après un exercice prolongé, ou quand la nature le veut, pendant la nuit; ce temps de repos a pour but de lui permettre de reprendre une activité nouvelle.

Le pavillon de l'oreille a un usage analogue, mais en rapport avec la fonction : c'est un cornet, un collecteur et un réflecteur des ondes sonores. Par la configuration variée de sa surface il les rassemble et les conduit jusqu'au fond de l'infundibulum de l'oreille, jusqu'au tympan.

Analogie des maladies. Vices de conformation. — Les vices de conformation sont semblables dans le pavillon et dans les paupières. Si l'anatomie pathologique nous montre quelquefois des individus qui n'ont pas de pavillon de l'oreille, elle nous montre aussi des individus qui n'ont pas de paupières, ou bien qui n'ont que des paupières rudimentaires, incomplètes.

Il y a des individus qui possèdent, pour ainsi dire, trois ou quatre pavillons; ce sont des pavillons divisés en trois ou quatre morceaux plus ou moins recoquevillés; cela donne à leur oreille l'apparence du pavillon de l'oreille du singe. Il y a également des individus qui ont des déformations analogues aux paupières, je veux parler du *coloboma*.

En ophthalmologie on décrit, sous le nom de lagophthalmie (œil-de-lièvre), un état dont nous retrouverons encore l'analogue à l'oreille, lorsque le pavillon est aplati et étalé contre la tempe.

Maladies acquises de l'œil et de l'oreille. — Il y en a de très-importantes à étudier. D'abord, l'œil et l'oreille nous présentent également à étudier les plaies des organes protecteurs, que nous diviserons avec Boyer en plaies par instruments piquants, plaies par instruments tranchants, plaies par instruments contondants ; cette division méthodique mérite d'être conservée ici.

Nous trouvons encore, comme affections acquises communes, des dartres de toutes espèces, tous les eczémas, le lichen, les gourmes, qui ne sont que des variétés d'impétigo.

L'érysipèle s'observe aux oreilles comme aux paupières, il en est de même du charbon, des différentes manifestations de la syphilis ; accidents locaux primitifs, accidents secondaires et tertiaires se rencontrent très-communément à l'oreille comme aux paupières.

Au pavillon et aux paupières on trouve encore également des tumeurs érectiles, des kystes séreux, sanguins, méliceriques, des tumeurs fibreuses, cancéreuses, syphilitiques.

Conduit auditif. — Il est tapissé par une muqueuse de même nature que la muqueuse des paupières. Dans les deux organes c'est une transformation de la peau, et on retrouve les mêmes éléments. Cette muqueuse contient des follicules destinés à sécréter le *cerumen*. De son analogie de structure avec celle de la conjonctive, nous pouvons immédiatement conclure qu'il y aura analogie, identité de maladies dans ces deux organes.

Le conduit auditif est bordé à l'extérieur par une épaisse couche de poils, très-développés chez certains individus, surtout chez les vieillards, et qui existent même chez l'enfant ; il en est de même aux paupières. S'il existe un trichiasis aux paupières, nous aurons aussi à étudier le trichiasis de l'oreille. Nous verrons que, parfois, ces poils qui se rencontrent à l'entrée du conduit auditif, se dirigeant vers le tympan, irritent cette membrane, développent des inflammations dont il faut bien connaître la cause, si l'on veut la combattre avec succès. Pour le trichiasis de l'œil on a conseillé des opérations nombreuses dont nous n'avons pas à nous occuper ; pour le trichiasis de l'oreille, ce qu'il y a de mieux à faire, c'est d'arracher les poils mal dirigés, à mesure qu'ils se développent.

Corps étrangers dans l'oreille et dans l'œil. — Nous rencontrerons, dans l'oreille comme dans l'œil, des corps étrangers inanimés, inorganiques, et des corps étrangers animés. Nous y trouverons des calculs cérumineux, comme on trouve dans l'œil des calculs lacrymaux. Bartholin nous raconte d'une façon naïve l'histoire de sa propre femme, qui rendit par l'oreille trois ou quatre calculs ; on ne connaissait pas alors le durcissement des masses cérumineuses.

Pour les corps animés, nous aurons les mouches, les grillons, les perce-oreilles, dont Fabrice de Hilden faillit être la victime ; ils s'introduisent dans l'oreille et entre les paupières. Les corps étrangers de l'œil et de l'oreille sont donc identiques.

Flux. — Nous aurons des *flux* identiques encore à l'œil et à l'oreille : otites et conjonctivites catarrhales, rhumatismales, scrofuleuses ; otites et conjonctivites spécifiques. Un doigt imprégné de pus blennorrhagique, porté dans le conduit auditif, donnera naissance à une otite blennorrhagique ; s'il est porté entre les paupières, nous aurons aussi une ophthalmie blennorrhagique.

Il y a des granulations de l'oreille, comme il y a des granulations de l'œil.

Il y a des polypes du conduit auditif, comme il y a des polypes de la conjonctive.

Si l'on rencontre dans le conduit auditif des exostoses, elles ne sont pas rares sur les parois de l'orbite ou sur la branche montante du maxillaire supérieur.

Si, dans le cours de la coqueluche et dans d'autres circonstances, nous voyons survenir des hémorrhagies de la conjonctive, nous voyons aussi, sous l'influence des mêmes causes, survenir des hémorrhagies par l'oreille. Dans la coqueluche ces hémorrhagies ont lieu à la suite des quintes de toux; la colonne d'air, s'engouffrant dans la trompe d'Eustache, va briser le tympan et donne lieu à un écoulement sanguin.

TROMPE D'EUSTACHE. — C'est l'analogue des *voies lacrymales*. Elle nous présentera également à étudier des flux, des rétrécissements, et les moyens de traitement seront identiques pour les deux organes. S'il y a rétention de mucus dans les trompes, réplétion de la caisse, il y a aussi rétention de mucus et de larmes dans le sac lacrymal.

CORNÉE ET IRIS, MEMBRANE DU TYMPAN ET MUQUEUSE DE LA CAISSE. — La cornée et l'iris, la membrane du tympan et la muqueuse de la caisse offrent à l'observateur des affections analogues, myringites, kératites aiguës et chroniques, qui, toutes, reconnaissent pour cause la diathèse rhumatismale, la diathèse goutteuse, la diathèse scrofuleuse syphilitique. Car si, dans l'étude des maladies des yeux, nous voyons la scrofule, développant des phlyctènes et des pustules à la surface de la cornée, amener parfois la perforation de cette membrane, nous la voyons de même, et par le même mécanisme, amener des perforations de la membrane du tympan.

CRISTALLIN. — Les opacités du cristallin ont leur analogie dans les obstructions de la caisse. Dans l'œil y a-t-il opacité du cristallin et de sa membrane enveloppante, nous retrouvons dans l'appareil auditif opacité et épaississement de la membrane muqueuse, qui double à l'intérieur la membrane du tympan. Cet état est le résultat d'inflammations chroniques, de catarrhes; on guérit la cataracte en enlevant ou abaissant le cristallin; pour l'oreille, nous cherchons également à débarrasser le malade des mucosités qui obstruent la caisse; il y a donc encore là une grande similitude dans le traitement, comme dans les lésions anatomiques.

Nerfs optiques. — M. Desmarres, dont on ne peut trop méditer l'admirable traité des maladies des yeux, a divisé les amauroses en trois grandes classes : 1° amaurose symptomatiques ; 2° amauroses sympathiques ; 3° amauroses essentielles. Ces trois classes, qui doivent être adoptées pour les affections amaurotiques, nous devrons aussi les admettre pour les affections nerveuses de l'appareil auditif.

D'après les considérations qui précèdent, on voit que c'est par la comparaison des différentes parties de ces organes, œil et oreille, que nous arrivons à conclure que leur pathologie est une, comme leur pathogénie. Les causes et les lésions sont les mêmes, si les symptômes varient souvent selon les troubles des fonctions variées qui sont dévolues à l'œil ou à l'oreille, leur thérapeutique doit être dirigée d'après des principes communs.

CHAPITRE III

EST-IL POSSIBLE D'ÉTABLIR UN PARALLÈLE ENTRE LA GUÉRISON DE LA SURDITÉ PAR L'OPÉRATION DU CATHÉTÉRISME DES TROMPES D'EUSTACHE ET LA GUÉRISON DE LA CATARACTE PAR L'OPÉRATION DE L'EXTRACTION?

Jusqu'aux premières années de ce siècle, la pathologie de l'appareil auditif était restée, pour ainsi dire, en dehors du domaine de la médecine et de la chirurgie. Des hommes spéciaux s'en occupaient seuls, et bien que l'on puisse compter dans leurs rangs quelques auteurs distingués, comme Desmonceaux, Leschevin, et même des savants, comme Duverney, par exemple, il n'en faut pas moins avouer en toute humilité que cette branche de l'art de guérir était surtout cultivée par des ignorants.

Pourtant Duverney, Leschevin, Desmonceaux, nous avaient laissé des monographies importantes, mais tombées dans l'oubli. Nous devons même reconnaître que cette partie de la médecine ne fit de progrès réels que depuis l'époque où elle fut enseignée par de véritables médecins; et cet honneur, il faut l'avouer, revient tout entier à Itard.

Où pourrons-nous trouver la cause d'un changement aussi complet, aussi radical? Nous la trouvons dans l'homme lui-même, et assurément la raison en est simple et bien démonstrative. C'est qu'Itard, avant tout, était médecin; c'est qu'avant d'aborder un côté fort limité de la pathologie humaine, il en avait minutieusement cultivé l'ensemble. Ses travaux justement appréciés sur le pneumo-thorax, les fièvres, les hydropisies, sont la preuve de ce que j'avance en ce moment.

Toutefois, dans l'ouvrage plein de savoir et d'expérience qu'il nous a laissé, Itard n'a pu traiter avec cette ampleur magistrale à laquelle il nous avait accoutumés, toutes les questions de détail qui se rattachent à l'objet de ses études.

Il en est une surtout, et des plus graves, que l'on trouve résolue incomplétement dans son livre, soit qu'à cette époque la vivacité d'une polémique souvent personnelle lui ait imposé certaines réticences, soit qu'en effet il ne crût point cette opération appelée à un brillant avenir; je veux parler des avantages que l'on peut retirer, dans le traitement des surdités, du cathétérisme des trompes d'Eustache convenablement employé.

Loin de moi la prétention de reprendre cette question à son origine, et d'élever ce moyen thérapeutique à la hauteur d'un remède héroïque et toujours infaillible, ainsi qu'on a tenté de le faire. Non, tel ne saurait être le but que je me suis proposé en exposant ces considérations pratiques. D'ailleurs, j'ai longuement insisté sur ce point dans plusieurs mémoires, et surtout dans mon *Traité des maladies de l'oreille* publié en 1857 [1]. Je ne saurais donc trop le répéter, le cathétérisme des trompes, ne peut pas plus avoir la prétention de guérir toutes les surdités, que le médecin ne peut prétendre guérir toutes les pneumonies, le chirurgien toutes les tumeurs, l'oculiste toutes les cataractes.

Aujourd'hui, d'ailleurs, je ne veux insister que sur un point : je veux examiner si les résultats que l'on obtient de l'opération du cathétérisme des trompes, dans le traitement des surdités, peuvent être comparés sans une trop grande infériorité, à ceux que peut donner l'extraction de la cataracte.

Le problème ainsi posé semble de nature paradoxale au premier abord ; pourtant, en y réfléchissant bien, on ne tarde pas à se convaincre que ce parallèle est exact et peut soutenir l'épreuve de la discussion, mais principalement celle des chiffres.

Nous avons ainsi deux points à examiner.

PREMIER POINT, OU RAISONS TIRÉES DE L'ANALOGIE.

A. *Que se passe-t-il dans l'opération de la cataracte par extraction ?*

Dans l'opération de la cataracte par extraction, le cristallin, devenu opaque et presque un corps étranger, est éliminé des chambres de l'œil au moyen d'une incision faite à la cornée ; et la lumière, ne rencontrant plus sur son passage cet écran privé de transparence et formant un obstacle invincible, peut de nouveau pénétrer jusqu'à la rétine.

B. Dans la surdité, le cathétérisme des trompes sert à

[1] Ouvrage cité.

évacuer, déplacer ou désagréger des corps liquides ou concrets, comme du mucus plus ou moins durci, lequel peut et doit même obstruer la trompe et la caisse elle-même. Dès lors ces cavités, momentanément privées de leur sonorité propre par l'obstruction de la trompe, recouvrent à l'instant ou peu à peu cette merveilleuse propriété. Les ondes sonores elles-mêmes, tout à l'heure empêchées dans leur progression par le fait de cette obstruction, peuvent de nouveau mettre en vibration l'air contenu dans la caisse, et la fonction physiologique étant ainsi rétablie, l'ébranlement du nerf acoustique a lieu de nouveau, et le malade entend.

L'ouïe est donc rendue aux sourds par l'opération du cathétérisme, de la même manière que la vue est rendue aux aveugles par l'opération de la cataracte.

SECOND POINT OU RÉSULTATS FOURNIS PAR LES CHIFFRES.

A. *Opérations de cataracte.* — 1° Sur un total de 516 yeux opérés par extraction, un chirurgien de Paris a obtenu 412 succès complets et 104 insuccès et demi-succès en chiffres ronds : ces chiffres eux-mêmes nous donnent 75 succès sur 100 opérations.

2° De 1827 à 1854, en Allemagne, M Jæger, sur 728 kératotomies, n'a eu que 33 insuccès, soit 95 succès sur 100 opérations. Ce résultat, hâtons-nous de le dire, est probablement sans exemple dans les annales de l'art.

3° De son côté, M. Maunoir, de Genève, dans une statistique moins récente, sur 115 opérations d'extraction, avait eu 65 succès pour 100 opérations.

B. *Cathétérisme des trompes.* — Si nous passons maintenant aux résultats donnés par le cathétérisme des trompes dans les cas de surdité, nous trouvons les chiffres suivants :

1° Sur 284 cas de surdité traités par l'opération du

cathétérisme seul, Marc d'Épine, de Genève, a obtenu 60 guérisons pour 100 des individus opérés.

2° Un chirurgien anglais, sur 356 cas de surdité que j'ai relevés soit dans son livre, soit dans divers mémoires ou journaux, et traités par le cathétérisme, a obtenu 65 succès pour 100; c'est-à-dire, 212 cas de guérison et 144 insuccès.

3° De mon côté, sur 200 individus dont j'ai rapporté l'observation, 133 sourds ont été traités par le cathétérisme, et sur ce nombre j'ai obtenu 107 guérisons, c'est-à-dire 70 pour 100.

J'ajouterai que depuis 1857, époque de la publication de mon livre, j'ai rassemblé 327 nouveaux cas de surdité, traités également par le cathétérisme, et sur ce nombre j'ai obtenu 232 guérisons, c'est-à-dire 72 guérisons pour 100 des sujets opérés.

Réunissant les chiffres précédents, nous trouvons :

1° Pour les sujets opérés de cataracte, 1,182 succès sur 1,359 opérations, et 117 insuccès ;

2° Pour les sujets atteints de surdité, nous trouvons, sur un total de 1,101 opérations, 781 succès et 319 insuccès.

Ces deux tableaux nous donnent une moyenne de 80 à 85 guérisons pour 100 des sujets opérés de cataracte, et seulement 70 à 75 guérisons pour 100 des sujets atteints de surdité.

Ces chiffres, comme on le voit, mettent le traitement de la surdité par l'opération du cathétérisme à peu près au niveau de l'opération de la cataracte par extraction.

Ils me paraissent, en outre, assurer au cathétérisme des trompes une valeur incontestable.

Seulement nous devons faire observer qu'une condition est indispensable au succès de l'une et de l'autre opération. Cette condition est la suivante :

Il faut bien s'assurer avant d'opérer que l'oreille n'est point affectée de paralysie, de la même manière que le chirurgien, avant d'extraire la cataracte, prend grand soin de s'assurer que l'œil n'est point amaurotique ou frappé de glaucôme.

CHAPITRE IV

DES SYMPTOMES ANATOMIQUES OU OBJECTIFS DANS LES MALADIES DE L'OREILLE.

Les symptômes ou les signes anatomiques, dans les maladies de l'oreille, sont ceux qui se révèlent à nos yeux par des lésions que l'on peut constater directement; ces symptômes et ces signes sont encore dits *objectifs*, parce qu'ils se présentent directement aux sens de l'observateur, comme la rougeur, la tuméfaction, la grandeur, la forme.

On les a divisés en trois ordres : primitifs, secondaires et tertiaires.

Les symptômes physiologiques, ou *subjectifs*, à l'inverse des précédents, n'offrent rien d'appréciable aux sens de l'observateur. On peut les apprécier seulement par les renseignements que donne le malade lui-même. Tels sont la douleur, la chaleur, l'éréthisme ou exaltation de la sensibilité de l'oreille, la torpeur, la dépravation de l'ouïe ou paracousie. Dans certains cas, le malade entend des chants divers, le bruit du grillon, DE LA MOUCHE QUI VOLE, DE L'EAU QUE L'ON FAIT BOUILLIR ; enfin, il peut y avoir des *bourdonnements* ; les malades croient entendre le mugissement des vagues, le ron-ron d'un chat, le bruit du canon, le sifflement du vent ou des machines à vapeur, suivant qu'ils sont plus ou moins familiers avec ces différents bruits qui leur servent ordinairement de terme de comparaison.

Parmi les signes appelés physiologiques ou subjectifs, le plus important, c'est la *surdité*, l'abolition plus ou moins complète de la fonction de l'organe. Le malade est sourd et le médecin ne peut le constater directement; si on l'examine en s'aidant de tous les moyens d'exploration dont nous pouvons disposer, souvent on ne trouve rien; si on l'interroge, on constate qu'il entend difficilement, et il répond : Je suis sourd. C'est lui seul qui peut le dire.

Nous n'insisterons pas davantage sur les signes physiologiques que nous avons longuement décrits, d'ailleurs, dans notre *Traité pratique des maladies de l'oreille*[1], et nous revenons immédiatement aux symptômes anatomiques.

SYMPTOMES ANATOMIQUES PRIMITIFS. — 1° *Rougeur;* 2° *Vascularisation;* 3° *Tuméfaction.* — 1° *Rougeur.* — Dans les affections aiguës de l'oreille, le conduit auditif dans toute son étendue présente une rougeur bien manifeste; on en juge par comparaison, connaissant bien la coloration de ce conduit dans l'état de santé, ou bien en examinant le conduit auditif qui est sain, si les deux ne sont pas malades en même temps. Cette rougeur est un signe commun à toutes les phlegmasies, qu'elles soient aiguës au chroniques. L'oreille rougit par suite de l'inflammation, comme l'œil lorsqu'il est lésé par un grain de poussière. Dans l'oreille, comme dans l'œil encore, il n'est pas possible qu'il existe de rougeur sans qu'il y ait en même temps développement anormal de vaisseaux; les vaisseaux existaient, mais un stimulus étranger augmente leur calibre; ils étaient à peine perceptibles à l'aide d'instruments grossissants et il deviennent visibles à l'œil nu. On a cherché à expliquer cette vascularisation de bien des manières; nous serons bref sur ce point; l'explication la plus simple et la meilleure nous paraît être celle de Boerhaave, qui l'attribue à l'engagement simultané de plu-

[1] Ouvrage cité.

sieurs globules sanguins dans des capillaires primitivement destinés à n'en recevoir qu'un seul; de là résulterait la distension de la paroi vasculaire, la tuméfaction, la rougeur.

2° *Vascularisation ou fluxion.* — C'est l'érythème exagéré des membranes, qui, de couleur rose pâle à l'état physiologique, deviennent, par suite de l'inflammation, d'un rouge plus ou moins vif. Il semble qu'il y ait en même temps exagération des humeurs, du sang, et l'on voit apparaître la tuméfaction.

3° *Tuméfaction.* — Lorsque cette rougeur et cette vascularisation plus considérable ont lieu, la membrane semble être convertie en un réseau admirable, *rete mirabile*, comme on l'a dit, et le gonflement se montre bientôt à l'œil nu. Ce gonflement, cette tuméfaction sont surtout sensibles dans la membrane du conduit auditif, dont les parois quelquefois arrivent presque au contact, et les malades croient sentir la présence d'un corps étranger, comme il croient en sentir un dans l'œil lorsque la conjonctive est enflammée. Cela a lieu dans les inflammations aiguës et même dans les inflammations chroniques, seulement ce symptôme est plus marqué à l'état aigu.

A l'état chronique, la rougeur est très-atténuée; il y a moins de tuméfaction; il y a encore une coloration rose blanchâtre, mais moins de vascularisation.

Ces trois symptômes primitifs existent constamment dans toutes les phlegmasies de l'oreille et de l'œil.

Symptomes secondaires. — Ils sont beaucoup plus nombreux que les précédents; aussi nous trouvons :

1° L'épanchement de sang;

2° La suppuration, les abcès;

3° Les adhérences;

4° L'ulcération;

5° La gangrène;

6° Les granulations ;

7° La cicatrisation, ou la persistance des altérations précédentes.

1° *L'épanchement de sang.* — Quand la rougeur vasculaire et la tuméfaction ont existé pendant un certain temps et que la résolution ne s'est point faite, par suite des efforts de la nature ou de l'art, on observe des ecchymoses dans le conduit auditif, dans la membrane des tympans ; ces ecchymoses plus ou moins étendues apparaissent comme une morsure de puce ; quelquefois elles sont plus considérables et ont deux ou trois millimètres de diamètre. Dans certains cas l'épiderme semble soulevé, et, en le piquant légèrement avec une aiguille fine, on fait sourdre une gouttelette de sang qui témoigne de l'existence d'un épanchement sous-épidermique.

2° *Suppuration, abcès.* — Si la maladie n'est pas enrayée dans sa marche, il se fait un travail de suppuration et on observe tous les symptômes qu'amène cet état. La teinte rougeâtre de l'ecchymose devient rouge obscur, rouge brun, rouge gris, et on a alors une tache purulente bien manifeste ; un abcès s'est développé sous l'épithélium. Si l'art n'arrête point encore la marche de l'inflammation, cet abcès va s'ouvrir dans le conduit auditif, par suite de la tendance qu'a la suppuration à se porter des parties profondes vers les parties superficielles. — Le danger sera plus grand si cet abcès s'est développé dans l'épaisseur des feuillets membraneux qui composent la cloison tympanique. Dans ce cas, une perforation est inévitable, et les conséquences en seront très-graves au point de vue de la conservation des fonctions de l'organe.

3° *Adhérences.* — Lorsque les membranes du conduit auditif ont longtemps suppuré, des adhérences peuvent s'établir entre le tympan et les osselets, entre ces organes et le promontoir; enfin, lorsque les osselets ont été déplacés entre eux, il peut s'établir des adhérences très-diverses; alors on voit tout confondu; les osselets luxés, plus ou moins adhérents entre eux, sont tombés dans la caisse, et la membrane du tympan s'est ratatinée. Quand une exploration attentive nous montre tous ces désordres, on peut hardiment déclarer le malade incurable. L'art n'a plus rien à tenter.

4° *Ulcérations.* — Elles peuvent exister dans le conduit à la suite des altérations précédentes. Elles guérissent en général facilement, si elles sont simples et peu étendues; quelques pansements bien faits suffisent alors. Si on a reconnu l'existence d'une diathèse, le pronostic est moins favorable, et il faut avant tout faire le traitement qu'exige cette diathèse. Une ulcération légère de la cloison tympanique, suite d'une inflammation catarrhale simple, guérira en général facilement; survenue à la suite d'une otite scrofuleuse, elle sera plus grave; la maladie semble alors fuir devant le chirurgien. Si l'ulcération est large, si elle présente l'étendue d'une lentille, on aura beau faire, lors même qu'aucune diathèse ne serait en cause, tout soin sera inutile; cette perforation ne pourra guérir et elle donnera lieu à des accidents que nous aurons à étudier plus tard, à des inflammations de la caisse, à des épaississements de la muqueuse qui la tapisse.

5° *Gangrène.* — On la voit survenir dans certaines affections suraiguës; une plaque gangréneuse s'établit et une portion plus ou moins grande de la membrane se sphacèle et tombe. Cela a lieu surtout dans les fièvres graves, variole, scarlatine, fièvre typhoïde, rougeole.

Il se forme dans ces circonstances des pertes de substance dans le conduit auditif et dans la membrane tympanique. Dans le conduit auditif, cet accident est peu grave; c'est une défaillance de la nature, qui oublie d'entretenir la vie des tissus par son influx nerveux ; la réparation se fait, en général, assez facilement ; mais, si une portion du tympan est détruite par une pustule variolique, et que le travail d'ulcération ait lieu de l'intérieur à l'extérieur, alors la chose est plus grave et l'ulcération s'agrandit de jour en jour ; il n'y a pas de réparation possible jusqu'à ce que l'économie ait repris le dessus, aidée des efforts de la nature et des efforts de l'art. C'est dans le cours de la variole et de la fièvre typhoïde qu'on voit survenir les ulcérations les plus graves ; elles occupent le centre de la membrane, point correspondant au manche du marteau. On voit parfois les osselets entraînés au dehors par la suppuration, l'étrier seul restant en place, grâce à sa fixité plus grande ; les liquides s'échappent ; tout se dessèche au contact de l'air ; le nerf auditif perd ses propriétés et on a devant soi une surdité profonde et incurable. Tout cela, cependant, est rare, et une fongosité rougeâtre se développant, protége souvent l'étrier demeuré seul en place. Au milieu des désordres qu'amènent les fièvres graves, nous devons donc encore admirer la prévoyance de la nature, qui nous conserve presque toujours l'étrier, et il faut vraiment une terrible maladie, telle que la scrofule, pour le détruire ; alors la surdité est inévitable. La même chose arrive dans les kératites, lorsque la cornée est perforée ; une inflammation profonde a bientôt vidé l'œil et aboli à tout jamais la vision.

6° *Granulations*. — Lorsque les ulcérations et les lésions gangréneuses tendent à se guérir, on aperçoit à la surface des membranes des granulations semblables aux bourgeons charnus qu'on voit se développer sur les plaies en voie de cicatrisation ; c'est grâce à ces granulations, convenablement surveillées, qu'une cicatrice est encore possible.

7° *Cicatrisation*. — Enfin, après tous ces désordres, on voit quelquefois une cicatrisation complète s'opérer ; cela a lieu d'autant plus facilement que l'ulcération est plus petite et qu'elle siége à la circonférence de la membrane du tympan.

La phlyctène ou la pustule qui se sera développée sur le centre de cette membrane aura la même gravité, au point de vue de la conservation des fonctions de l'organe, que la phlyctène ou la pustule qui se serait développée sur le centre de la cornée en a sur l'abolition de la vue.

Si l'étendue de l'ulcération dépasse le volume d'une tête d'épingle, la cicatrisation ne pourra se faire, le plus souvent, quels que soient les efforts de la nature ou ceux du chirurgien.

Symptomes tertiaires. — 1° *L'opacité.* — Les opacités sont une conséquence nécessaire des altérations étudiées précédemment; l'inflammation a laissé entre les lames un plasma qui parfois se résorbe, et souvent persiste indéfiniment.

2° *Insensibilité.* — Une autre conséquence des altérations précédentes est une insensibilité plus ou moins grande; la membrane du conduit auditif, celle du tympan même, ordinairement si sensibles, touchées avec un stylet mousse et garni d'un peu de coton, ne ressentent plus ni chatouillement, ni douleur.

3° *Changements de forme.* — Le tympan, de concave qu'il était à l'extérieur, devient plan; cette membrane offre quelquefois deux surfaces latérales obliques, et sur l'arête vive qui les sépare s'insère le manche du marteau; alors on peut assurer qu'il y a ankylose des osselets, et on le constate aisément en éclairant le conduit auditif. Cette ankylose est-elle incomplète encore, le pronostic sera moins grave que si elle était complète et on pourra conserver quelque espoir dans un traitement bien dirigé.

4° *Hypertrophie ou épaississement des tissus.* — Tout ce que nous avons vu précédemment ne peut exister sans un épaississement plus ou moins considérable des tissus affectés. La membrane du tympan, si mince à l'état normal, s'est vascularisée, épaissie; au point qui correspond au manche du marteau on remarque une ombilication.

5° *Atrophie.* — On l'observe dans la membrane du conduit auditif et dans la membrane tympanique, qui se ratatine et prend l'apparence d'un œil de fourmi. Par suite de l'inflammation ou des inflammations répétées, il y a eu d'abord épaississement; par suite de cet épaississement, les parois du conduit se sont rapprochées, le cercle qu'elles formaient s'est rétréci, et on ne voit plus du tympan que la partie centrale; semblable chose s'observe encore dans certaines synéchies de la cornée.

6° *Induration des tissus.* — Elle est la conséquence inévitable des phlegmasies dont on n'a pu arrêter la marche; il y a eu organisation sur place des sucs épanchés. Cette induration empêche la marche des ondes sonores vers l'infundibulum, empêche aussi la secrétion du cérumen, et, par là, prédispose à de nouvelles inflammations.

Si le tympan est lui-même induré, il y a lieu de croire que l'induration est plus profonde encore et qu'il y a aussi ankylose des osselets.

8° *Ramollissement.* — Le ramollissement succède parfois à l'induration. Quand une diathèse comme la diathèse scrofuleuse a présidé au développement de l'inflammation, il se peut que toutes les membranes tombent en suppuration, et que les osselets soient entraînés avec le flux morbide; dans de telles circonstances, il n'y a plus rien à faire, rien à espérer d'aucun traitement, pour la conservation de l'ouïe, et toute promesse dans ce sens serait bien près d'équivaloir à un mensonge.

CHAPITRE V

DES OTITES EN GÉNÉRAL.

On entend par otite l'inflammation d'une ou plusieurs membranes de l'oreille, soit de l'oreille externe, moyenne ou interne. Mais sous le nom d'inflammation on désigne avant tout l'état des parties, qui est caractérisé par les signes suivants : rougeur plus vive, chaleur anormale, tuméfaction et douleur. C'est là, en effet, à strictement parler, l'inflammation révélée par ses quatre phénomènes primitifs.

Les changements morbides que nous allons étudier maintenant peuvent être regardés comme autant de phénomènes secondaires qui tendent à succéder, mais qui ne succèdent pas toujours et nécessairement à cet état, qui constitue la première période de toute maladie inflammatoire. Tant que la partie affectée ne présente rien autre chose qu'un accroissement de la rougeur, une chaleur plus ou moins vive, de la tuméfaction et de la douleur, et, tant que ces phénomènes continuent à s'accroître, ce n'est là que le développement de la maladie elle-même. Une inflammation, lors même qu'elle a atteint le plus haut degré de violence dont cette première période soit susceptible, peut, sans qu'aucun nouveau symptôme local se manifeste, diminuer graduellement sous l'influence du traitement ou par un travail spontané de résolution.

Mais, dans un grand nombre de cas, la maladie peut poursuivre sa marche et faire naître plus ou moins rapidement un ou plusieurs des symptômes suivants, et qu'on appelle secondaires, au nombre de huit : 1° épanchement de sang ; 2° suppuration, flux ; 3° abcès ; 4° adhérences ; 5° ulcération ; 6° gangrène ou sphacèle ; 7° granulations ; 8° cicatrisation.

Si l'art n'intervient à temps pour enrayer ces symptômes, une troisième période leur succède après un temps plus ou moins long. Cette période est caractérisée par les phénomènes suivants :

1° Opacité ; 2° insensibilité ; 3° changement de forme ; 4° hypertrophie ou épaississement des tissus ; 5° atrophie ; 6° induration ; 7° ramollissement ; 8° transformation (pannus, cartilage).

Dans quelque partie du corps et par conséquent dans quelque partie de l'oreille que l'inflammation ait son siége, elle peut aboutir à l'un et à l'autre des phénomènes qui viennent d'être énumérés. L'expérience nous apprend également que les symptômes de la seconde et même de la troisième période sont toujours modifiés par la structure propre de la partie affectée. Les diverses membranes de l'oreille jouissent de propriétés tant physiques que vitales si différentes, souffrent si diversement, sous l'influence de chaque maladie, qu'il en résulte de grandes variétés dans les manifestations de leurs états morbides.

L'appareil auditif nous montre d'une manière bien nette les modifications que l'inflammation reçoit des conditions diverses de sa texture. Dans quelques cas, on peut juger de ces modifications par leurs seules conséquences et par l'observation attentive de l'altération dont les membranes qui avaient souffert restent le siége. Dans d'autres cas, les modifications dont il s'agit échappent à l'observateur, à cause de la délicatesse de la texture de la partie ou de la situation profonde ou cachée dans l'oreille.

Les membranes du conduit auditif, du tympan, de la caisse, présentent les modifications de l'inflammation dont nous venons de parler, d'une manière assez tranchée pour convaincre les esprits les plus sceptiques, et assez frappante pour exciter aux recherches les plus inattentifs ; ainsi :

La membrane du conduit auditif sécrétant une matière purulente en plus ou moins grande abondance ; la membrane fibreuse du tympan restant affectée pendant des mois entiers de phlegmasie scrofuleuse, rhumatismale ou syphilitique ; la membrane muqueuse de la caisse sécrétant des mucosites qui en remplissent la cavité, et tendent à passer dans les cellules mastoïdiennes, à fluer par la trompe ou à travers la cloison ; une lymphe coagulable, s'épanchant entre les osselets, les soudant entre eux, à la membrane du tympan et au promontoire ; l'otite labyrinthique déterminant des symptômes cérébraux, qui peuvent amener la mort dans un bref délai, ramollissant et détruisant les expansions terminales du nerf auditif ; voilà des faits, dans lesquels se révèlent d'une manière plus nette et plus frappante que partout ailleurs quelques-unes des modifications de l'inflammation proprement dite.

Remarquons en outre, que les différences anatomiques de texture ne sont pas les seules qui modifient les affections phlegmasiques de l'oreille : il faut aussi attacher une extrême importance à certaines conditions particulières de la constitution, et aux maladies constitutionnelles ou diathésiques telles que la scrofule, la dartre, la goutte, la syphilis. Ces affections redoutables peuvent faire naître et entretenir dans les diverses parties de l'oreille une inflammation qui aura un aspect particulier, ou dénaturer les traits bien évidents d'une maladie, à ce point qu'elle sera très-difficilement reconnaissable, à moins d'employer une investigation minutieuse.

Mais une vérité non moins importante et dont il faut se pénétrer est la suivante : c'est qu'une maladie inflammatoire qui se développe dans un des tissus de l'oreille peut en envahir plusieurs autres presque simultanément : ainsi voit-on la phlegmasie des membranes externes gagner de proche en proche celles qui sont plus profondes, et plus rarement celles des parties internes gagner de dedans en dehors.

Aussi quand j'ai étudié, dans mon *Traité pratique*[1], l'otite externe, la phlegmasie du tympan, celle de la caisse, ai-je eu soin de faire observer que dans aucune de ces affections, l'inflammation n'est entièrement limitée à la membrane particulière indiquée par leur dénomination. La maladie a seulement son point de départ et son siége principal dans l'un de ces tissus ; et les parties voisines ne tardent pas à être plus ou moins intéressées. Ainsi, dans l'otite externe, la membrane du tympan est souvent affectée ; dans l'inflammation de la caisse, la cloison participe toujours à la phlegmasie ; de même que l'oreille interne ou labyrinthe est très-souvent atteinte, dans les inflammations des cellules, de la caisse, du tympan et même du conduit auditif. Toutefois la membrane du tympan est pour ainsi dire le foyer des actions morbides ; elle est la partie qui, par sa situation, les fonctions et les changements curieux qu'elle subit, fournit les principales indications de la maladie et dans laquelle se manifestent les principaux effets des moyens curatifs.

Ce serait une grave erreur de croire que dans les affections qui ont pour point de départ un des tissus externes de l'oreille, dans l'otite externe, la myringite par exemple, les tissus internes ne souffrent point. J'ai vu nombre de fois, dans mes autopsies, les parties les plus profondes de l'oreille plus ou moins affectées, à la suite d'une simple affection catarrhale et rhumatoïde, et j'en ai acquis la conviction par l'examen direct, quand une complication d'une autre mala-

[1] Ouvrage cité.

die venant à causer la mort du patient, cet examen devenait possible[1].

Si donc on veut bien réfléchir aux combinaisons vraiment considérables qui peuvent se faire dans les maladies inflammatoires de l'oreille et au grand nombre de causes qui peuvent modifier ces maladies, on sera convaincu qu'il est peu de sujets qui offrent à l'étude un plus grand nombre de difficultés que le groupe des otites.

On pourrait croire qu'il suffit, pour diminuer ces difficultés, d'étudier les symptômes morbides, isolément, dans chaque tissu : par exemple, si l'on veut étudier l'inflammation de la membrane du tympan, qu'il suffit d'examiner, dans leur ordre et succession, la vascularisation, la formation de phlyctènes ou de pustules, la formation d'un abcès, l'ulcération, la gangrène ou la cicatrisation, suivant que chacun de ces phénomènes se manifeste dans la cloison tympanique ; mais ce serait s'exposer bien certainement à plus d'une décevante illusion, car ces états morbides isolés ne se rencontrent pas sur le malade.

En général, les médecins qui n'ont pas fait une étude particulière des maladies de l'oreille suivent volontiers une certaine routine, dans tous les cas où l'organe se montre soit enflammé, soit affecté de flux, etc., et souvent ce n'est que lorsque cette routine est à bout de ressources et l'oreille à moitié perdue, sinon entièrement, que l'on commence à s'apercevoir qu'il y a dans le cas présent un élément spécifique ou particulier qui réclame des moyens appropriés. Ainsi, on ne peut traiter de la même manière et avec succès les inflammations de membranes, de tissus qui diffèrent autant que ceux de l'appareil auditif : le traitement de l'otite externe ne réussit pas dans les phlegmasies

[1] Ouvrage cité

du tympan ; les remèdes utiles dans les affections de la caisse seraient inutiles et même dangereux, si l'on venait à les employer dans les maladies du labyrinthe, etc.

Il importe donc de bien classer les maladies de l'oreille, afin de les étudier exactement.

Dans le tableau qui suit je n'ai placé que le nom des maladies dont l'existence distincte et isolée m'a été parfaitement démontrée :

A. *Otites externes.*

I. Otites puro-muqueuses.

1° Otite externe catarrhale ;
2° Otite contagieuse, suite de gourmes ;
3° Otite blennorrhagique.

II. Otite scrofuleuse.

Otite phlycténoïde (myringitis) et pustuleuse ;

III. Otite rhumatismale.

IV. Otite goutteuse.

V. Otite syphilitique.

VI. Otite des fumeurs, des buveurs.

VII. Otite érysipélateuse.

VIII. Otite varioleuse.

IX. Otite morbilleuse.

X. Otite scarlatineuse.

B. *Otites internes.*

1° Inflammation catarrhale de l'oreille moyenne [1] ;

[1] Ces otites ont été traitées avec tous les développements nécessaires dans mon *Traité pratique des maladies de l'oreille.* Il en est de même des otites morbilleuses scarlatineuses, varioleuses, typhoïdes, etc. Je n'y reviendrai point ici.

2° Inflammation phlegmoneuse ;
3° Inflammation périostique.

C. Otite labyrinthique ou cérébrale.

Le traitement des otites repose sur des règles générales et particulières.

DU TRAITEMENT DES OTITES EN GÉNÉRAL.

Règles générales. — 1° Un principe général et de grande importance, dans le traitement des otites, est d'en rechercher les causes, de les faire disparaître, quand cela est possible, par exemple en faisant l'extraction d'un corps étranger pour l'otite traumatique ; en combattant la scrofule, le rhumatisme, la goutte ou la syphilis, pour l'otite qui reconnaît pour cause efficiente ou même prédisposante une de ces diathèses. Dans tous les cas, il faut bien savoir que tant qu'on laisse s'exercer leur action, tous les moyens de traitement resteront plus ou moins inefficaces.

2° C'est pour cela que dans le traitement des différentes formes, des différentes variétés d'otites, il faut avant tout avoir une idée claire de l'état diathésique de la constitution ; car c'est un fait d'observation qu'à moins de corriger les vices de la constitution on échoue dans le traitement de la maladie locale. Il importe aussi de connaître les affections antérieures du malade.

3° Il faut garantir l'oreille contre de nouvelles causes d'irritation ; la cause primitive ayant été enlevée, la maladie peut encore continuer, parce qu'elle est entretenue par d'autres causes de nature très-différente, mais également redoutables. Souvent la cause primitive est locale et les causes secondaires sont constitutionnelles. Après que la première a été enlevée, les dernières peuvent passer inaperçues et mettre le traitement en échec.

4° L'exercice de la fonction de l'organe auditif étant une source d'excitation considérable pour cet organe, lorsqu'il est atteint d'inflammation, il est indispensable de le mettre au repos. Le repos du corps et de l'esprit, le coucher de bonne heure ont une grande importance dans les otites internes.

5° Avant tout, le chirurgien examinera l'organe avec soin, tous les jours, selon les cas, et même plus souvent. J'ai été consulté par un grand nombre de malades qui avaient perdu l'ouïe, parce qu'on n'avait fait aucun examen de leurs oreilles, jusqu'à ce que les membranes du tympan aient été perforées ou détruites.

Il ne faut reculer devant l'examen des oreilles pour aucune difficulté, soit réelle ou imaginaire.

Règles particulières. — Ces règles particulières se composent d'un grand nombre de moyens.

1° Les *émissions sanguines*, la saignée du bras ou de la jugulaire, l'application des sangsues autour de l'oreille, des ventouses, la scarification de la membrane du conduit auditif, sont les quatre moyens de tirer du sang auxquels on a le plus souvent recours dans les otites.

Ces quatre moyens, toutefois, ne peuvent se suppléer l'un l'autre, et souvent on s'expose à laisser l'organe de l'ouïe se détruire, en employant l'un ou l'autre indifféremment, sans être guidé par les principes sûrs de l'observation clinique.

Par exemple, la saignée générale, en abaissant et déprimant les forces du malade, aggrave les otites scrofuleuses ; quelques sangsues, au contraire, appliquées à point, produisent une grande amélioration, en faisant cesser la turgescence locale. L'otite interne, avec des symptômes fébriles, est promptement améliorée par la saignée du bras, tandis que la saignée locale reste à peu près sans action. Dans les flux puriformes chroniques du conduit auditif, on procure un bien plus grand soulagement en scarifiant la membrane du conduit auditif qu'ne employant les ventouses, les sangsues et même la saignée.

Les sangsues ont une véritable efficacité quand on les applique au-devant du tragus et tout à fait au début de l'otite externe catarrhale ou *a frigore*.

Les ventouses réussissent à merveille pour enlever la douleur dans les inflammations aiguës et même subaiguës de la caisse et des cellules mastoïdiennes, à la condition de les appliquer à la base de l'apophyse mastoïdienne, de les scarifier convenablement et d'en tirer plusieurs verres de sang.

Elles sont aussi d'une utilité incontestable pour calmer et même faire disparaître la douleur qui succède et survit aux vieilles phlegmasies labyrinthiques : pour remplir cette indication, l'apophyse mastoïde est également le lieu de leur application. C'est aussi dans ce dernier cas que la saignée du bras et surtout celle de la jugulaire produit d'excellents effets. Le sang est toujours couenneux dans l'otite interne, surtout l'otite syphilitique.

Mais je veux insister principalement sur les scarifications de la membrane du conduit auditif.

Ce moyen thérapeutique, que j'ai mis en usage le premier, est réellement excellent. Une expérience déjà longue m'a convaincu que ces scarifications sont utiles, non-seulement quand l'inflammation de la membrane du conduit est à son déclin, mais souvent même dans la période aiguë et surtout quand le gonflement de son tissu est considérable. Une ou deux incisions longitudinales et profondes, faites avec un petit ténotome scarificateur, donnent une quantité suffisante de sang pour le but qu'on se propose.

Deux précautions indispensables pour mener à bonne fin cette petite opération doivent être indiquées ici. La première est de porter doucement jusqu'au fond du conduit auditif un petit bourdonnet de coton, avant de commencer l'opération, afin que le sang, en se répandant, ne forme point de caillots à la surface de la membrane du tympan ; ces caillots sanguins seraient une cause nouvelle d'irritation pour un organe déjà souffrant, et, de plus, ils seraient difficiles à déplacer sans augmenter l'irritation. La seconde, c'est d'absterger souvent et doucement, à l'aide d'un petit fragment d'éponge porté à l'extrémité d'une petite pince, la surface des incisions, afin de faciliter l'écoulement du sang. Quelques pressions légères sur le tragus aideront encore à obtenir cet effet.

2° La *ponction de la membrane du tympan*, que j'ai recommandée dans les cas d'accumulation de pus, de mucus ou de sang dans la caisse, doit nécessairement trouver place ici. C'est une opération extrêmement utile et qui rend d'immenses services dans des cas bien déterminés. Une aiguille à cataracte suffit pour la pratiquer, et c'est à cet instrument que j'ai toujours donné la préférence.

Le lieu d'élection est la partie antérieure et inférieure de la cloison, à environ deux millimètres de sa circonférence. Quand l'instrument a pénétré dans la caisse de trois millimètres au plus, on peut le retirer un peu et tourner la lame sur son axe, ce qui permet au liquide de s'écouler ; il est bien entendu que l'application du spéculum et l'emploi d'un éclairage convenable sont indispensables pour pratiquer cette opération. J'ai toujours vu un soulagement immédiat et même une guérison rapide en être la conséquence, et j'en ai rapporté des observations démonstratives.

Aussitôt le résultat obtenu, il faut s'appliquer à immobiliser le tympan, en fermant l'entrée du conduit auditif à l'aide d'un tampon de coton et d'un bandage approprié ; l'expérience ayant démontré que les plaies du tympan, sans perte de substance, se cicatrisaient facilement, pourvu que la membrane fût soustraite pendant quelques jours à l'action des ondes sonores.

3° Les *purgatifs* ont une certaine efficacité dans le traitement des otites. Le calomel, la scammonée, le jalap chez les adultes ; le soufre doré, la rhubarbe, le calomel chez les enfants, m'ont donné d'excellents résultats. Seulement il faut y recourir de bonne heure.

4° Les *vomitifs* sont essentiellement utiles dans le traitement des diverses affections de l'oreille, non-seulement quand il y a lieu de supposer qu'un état de surcharge des organes digestifs, une dyspepsie, un embarras gastrique, contribuent à entretenir l'irritation, mais encore comme un moyen de déprimer la circulation sanguine et lymphatique.

Dans les cas chroniques, l'influence que ces médicaments exercent sur les vaisseaux absorbants est de la plus grande utilité ; en déterminant l'absorption des produits morbides déposés au sein des tissus malades, ils concourent ainsi à rendre aux membranes leurs propriétés premières et à la cloison surtout sa transparence et son élasticité.

5° Les *diaphorétiques* trouveront leur emploi dans certaines conditions spéciales ; par exemple, quand la suppression de la transpiration paraît avoir été la cause excitante de l'otite. En effet, l'oreille, remarquons-le bien, étant enveloppée par un prolongement des téguments, participe aux bons effets du renouvellement de la transpiration cutanée. Gardons-nous bien de croire, cependant, qu'ils suffisent à eux seuls pour guérir une otite, mais, à un moment donné, nous les employons comme de bons auxiliaires du traitement.

6° *Mercure*. — Dans les inflammations aiguës et fort douloureuses de l'oreille, le mercure est d'une efficacité vraiment admirable. L'otite interne, surtout l'otite labyrinthique, serait vraiment impossible à traiter sans le secours de ce précieux agent. Non-seulement ses effets spécifiques se manifestent dans les cas qui en réclament l'emploi, mais encore c'est en favorisant l'absorption des produits plastiques épanchés dans les cavités de l'oreille qu'il montre son incontestable utilité.

Il faut, en général, l'employer à doses fractionnées, jusqu'à ce qu'il ait touché les gencives. On en suspend alors l'emploi, pour le reprendre un peu plus tard, si tout le bien possible n'en avait pas été obtenu.

Le plus souvent je l'associe ou à la scammonée, ou à l'opium : dans le premier cas, pour obtenir un effet purgatif décidé ; dans le deuxième, pour calmer la douleur quelquefois si aiguë de l'otite, tout en déprimant fortement le mouvement circulatoire.

7° Les *préparations arsenicales* m'ont rendu de grands services dans les otites liées à un état herpétique de l'économie, dans les otites phlycténoïdes ou pustuleuses, nées sous l'influence de la diathèse strumeuse et entretenues par ce vice profond de la constitution. Les indications de cette médication seront appréciées au chapitre de l'inflammation phlycténoïde du tympan.

8° *Toniques.* — C'est dans cette dernière affection surtout que le quinquina et les autres toniques trouvent leur emploi. On peut aussi s'en servir, dans presque toutes les autres otites, à la période de déclin, même à l'état chronique ; ainsi que les ferrugineux, les acides minéraux, selon les cas et dans des conditions bien déterminées.

9° *Opium.* — Sédatif par excellence de la douleur, ce médicament procure un soulagement considérable pris à l'intérieur, mais en petites doses et le plus souvent mélangé au calomel. Je proscris absolument l'emploi des opiacés en injections dans l'oreille, du laudanum, par exemple, comme dangereux et ayant même causé la mort, dans certains cas bien authentiques et parfaitement connus. C'est pourtant le remède des gens du peuple; mais il faut s'en abstenir sous peine d'accidents. Les frictions opiacées seules autour de l'oreille ne m'ont jamais donné que des résultats insignifiants; mais le mélange de l'extrait thébaïque à l'onguent napolitain est d'un effet très-prompt et très-certain.

10° Les *injections* et *fumigations* émollientes avec l'eau de mauve, de graine de lin, la décoction d'orge, de son, trouvent leur emploi dans toutes les inflammations aiguës de l'oreille externe et de la membrane du tympan. Une injection tiède adoucit et détend les membranes enflammées de l'oreille, et comme le liquide s'évapore aux dépens de la chaleur surabondante des parties, elle agit à la fois comme adoucissant et comme calmant. La décoction de têtes de pavots est très-propre à remplir ce but. Il en est de même des cataplasmes sur l'oreille, qui calment bien la douleur, mais ne peuvent remplacer les injections, les fumigations, etc.

11° *Astringents. — Stimulants. — Escharotiques.* — Par ces noms on désigne les substances, telles que baumes, huiles, pommades, onguents, injections et liqueurs diverses, que l'on introduit dans l'oreille, d'une part, pour opérer la constriction des tissus, avec lesquels on les met en contact; de l'autre, pour modifier la vitalité des parties. La même substance, à des degrés divers de concentration, peut agir comme astringent, stimulant ou comme escharotique.

Il est bien entendu que ces substances seront proscrites durant la période aiguë des otites internes et externes. Mais, au déclin de la période aiguë, dans la période chronique, le tannin, l'alun, le sel ammoniac, le sulfate de cuivre, le sublimé, administrés en injections tièdes ou sous forme d'instillations, trouveront un très-utile emploi.

La glycérine, comme excipient, est très-utile pour dissoudre le tannin, le sulfate de cuivre; l'acide benzoïque, le muriate d'ammoniaque. Le sublimé doit être dissous dans l'eau distillée.

Certaines pommades, vantées par Itard et destinées à oindre l'entrée du conduit auditif, sont dans le même cas et remplissent la même indication. Ainsi la pommade au précipité rouge, qui trouve encore son indication dans certaines formes de surdité nerveuse, accompagnées de sécheresse du méat et d'absence de cérumen dans le conduit extérieur de l'ouïe.

Je proscris tout à fait le nitrate d'argent, comme fort douloureux et donnant lieu à de graves accidents. Le sulfate de zinc doit être rangé dans la même catégorie.

12° Les *révulsifs* qui comprennent les liniments rubéfiants, l'huile de croton, les vésicatoires, l'ammoniaque, les cautères, les moxas, le séton, sont d'une certaine utilité. Mais la manière banale dont on les prodigue chaque jour a fait tomber dans un excès contraire.

Il n'y a pas de malade qui vienne me consulter et qui ne porte des stigmates de ces agents douloureux et souvent cruellement inutiles de la thérapeutique. Il faut cependant noter que le premier sourd-muet guéri par les secours médicaux, l'a été par l'application d'un séton à la nuque, longtemps entretenu.

13° Enfin, le *régime*, les habitudes des malades doivent être pris en sérieuse considération ; le repos, l'éloignement du bruit dans les affections aiguës, une diète modérée ; un régime plus ou moins sec, tonique même, dans les maladies chroniques des oreilles ; l'air, l'exercice au soleil, la fréquentation du gymnase, les voyages, les bains de mer, les eaux minérales appropriées à la cure, et dont j'ai parlé assez amplement dans mon *Traité pratique ;* tels sont, en résumé, les principaux moyens hygiéniques et diététiques. Un conseil très-important doit encore trouver place ici. Il importe que le malade se couche de bonne heure, car l'expérience de chaque jour vient confirmer ce conseil de Fallopius : *Nihil est enim juvans aures nisi somnus ipse.*

CHAPITRE VI

DE L'OTITE EXTERNE CATARRHALE, MUCO-PURULENTE OU CATARRHE DE L'OREILLE EXTERNE.

Remarques préliminaires.

Le tissu cutané et presque muqueux qui tapisse l'intérieur du conduit auditif et recouvre la face externe de la membrane du tympan, est fort souvent atteint de l'inflammation que l'on observe sur les autres parties du système dermoïde et muqueux, savoir : la phlegmasie muco-purulente, blennorrhagique ou catarrhale ; d'autres fois, ce tissu est le siége de maladies qui sont bien manifestement de la nature des éruptions cutanées. Cette membrane du conduit auditif participe ainsi par sa nature et ses maladies aux affections des tissus qui avoisinent les orifices muqueux et cutané, les lèvres, le pharynx, l'urèthre, le gland, le rectum ; ces orifices sont, en effet, tantôt le siége d'une phlegmasie catarrhale, tantôt d'une inflammation aphtheuse, blennorrhagique, herpétique ou pustuleuse.

La cause la plus fréquente de cette otite est le contac d'une atmosphère froide et humide : elle peut aussi être déterminée par contagion ; que la matière de la contagion provienne de l'oreille d'une autre personne, ou que, sécrétée dans une autre partie du corps, comme celle de la blennorrhagie, elle ait été transportée au conduit auditif par les doigts, quelque pièce de vêtements, ou d'une autre manière.

J'ai observé, en 1858, sur un jeune étudiant, le dernier mode de transmission.

Il était atteint d'un écoulement très-abondant de l'urèthre, très-épais et fort âcre; afin de tenir écartées les lèvres du méat urinaire, gonflées et collées presque constamment par le pus, il avait imaginé de se servir de l'extrémité d'un porte-plume en ivoire, pour y déposer une petite mèche de charpie. Puis, tout en écrivant, ce jeune homme se grattait l'oreille avec le même instrument. Quelques jours après, il me consulta pour un écoulement de l'oreille droite, ainsi contaminée, et je ne doutai pas, d'après les renseignements qui me furent donnés et que j'ai rapportés, que ce flux puriforme ne fût le résultat de l'inoculation blennorrhagique.

Les symptômes de l'otite muco-purulente sont analogues à ceux qui dépendent de l'inflammation blennorrhagique ou purulente des autres membranes muqueuses, telles que celle des fosses nasales dans le coryza, celle de l'urèthre dans la blennorrhagie. Le caractère le plus frappant, c'est l'écoulement puriforme. Cet écoulement n'est autre que l'augmentation et l'altération de la sécrétion naturelle. Cependant à peine a-t-il duré quelque temps que l'épithélium se détache de la membrane du conduit : une surface rougeâtre apparaît, formée par le corps papillaire ainsi dénudé, et l'on pourrait croire que cet état qui n'est que la conséquence de l'inflammation suppurative, en a été le point de départ.

Cette inflammation, en effet, de la membrane du conduit auditif, quoique spéciale, est cependant très-distincte ; et ce serait commettre une grave erreur de considérer cette affection, comme un simple flux d'humeurs et non comme une maladie inflammatoire.

Cette otite muco-purulente ou catarrhale est d'abord limitée à la membrane qui tapisse le conduit auditif; mais, dans certains cas graves; elle envahit les parties plus profondes, surtout la membrane du tympan, qui peut ainsi être détruite avec une grande rapidité.

Cette otite externe est communément appelée catarrhale, en raison de l'écoulement qui en est le principal caractère.

On peut lui considérer quatre périodes dans son évolution : la première, dont la durée peut varier de deux jours à un septénaire, est la période dite inflammatoire. Une douleur plus ou moins vive se fait sentir dans l'oreille, surtout au niveau du tragus; elle augmente par la pression en cet endroit; et pendant les mouvements de mastication.

La deuxième est caractérisée par un écoulement puriforme et la tuméfaction de la membrane du conduit auditif.

Dans la troisième, la phlegmasie a envahi les parties profondes et perforé la membrane du tympan. La cause principale de ce grave accident doit être attribuée, sans aucun doute, à la macération du tympan dans une quantité de liquide purulent qu'on laisse séjourner au fond de l'oreille, tandis qu'il faudrait l'enlever avec grand soin par des injections fréquentes de liquides tièdes et appropriés.

La quatrième période qui peut durer presque indéfiniment, est caractérisée par le gonflement et l'hypertrophie de la membrane du conduit auditif, devenue rouge, granuleuse, donnant une suppuration fétide.

Si la cloison a été perforée, complication fréquente chez les enfants lymphatiques et strumeux, la suppuration est fournie à la fois par les parois du conduit auditif et par la membrane muqueuse de la caisse ; et après un certain temps qui peut varier entre quelques semaines et quelques mois, on voit, dans un grand nombre de cas, des granulations rougeâtres sortir de la caisse, à travers la trouée du tympan, et venir s'étaler au fond du conduit auditif.

Telle est, en effet, la première période qui caractérise l'évolution des polypes de l'oreille, ainsi que je le démontrerai plus loin.

Le traitement antiphlogistique, au début, doit être remplacé bientôt par les agents substitutifs, mais employés avec prudence; le traitement général, approprié à la constitution, à l'état diathésique, doit avant tout être pris en sérieuse considération, et pour ainsi dire dominer la thérapeutique des otites.

DE L'OTITE EXTERNE CATARRHALE.

En 1856, dans mon traité des maladies de l'oreille, je décrivais les otites externes sous les trois chefs suivants :

1° Otite catarrhale;
2° Phlegmoneuse;
3° Périostique.

Cette division tout anatomique, si elle est avantageuse pour l'étude et la description, l'est moins au point de vue pratique : c'est pour répondre à ces besoins de la thérapeutique qu'aujourd'hui, guidé par une plus longue expérience et l'observation d'un plus grand nombre de malades, je préfère la classification suivante, fondée sur les causes présumées ou certaines :

Selon nous, il existe trois espèces d'otites déterminées principalement par les influences extérieures ou atmosphériques : ce sont l'otite catarrhale, rhumatismale et catarrho-rhumatismale. La première est une inflammation muco-purulente de la membrane du conduit auditif; la deuxième, une affection des tissus fibreux de l'oreille, et en particulier de la cloison tympanique, des articulations des osselets; dans la troisième, les tissus dermoïdes, fibreux et muqueux sont affectés simultanément, et les symptômes de chaque espèce sont confondus, tout en présentant encore quelques-unes de leurs nuances propres.

Symptômes. — Dans l'otite catarrhale, l'inflammation est presque entièrement limitée à la membrane du conduit auditif et aux glandes cérumineuses. Les symptômes sont la rougeur et la tuméfaction de la membrane qui tapisse le conduit auditif, sa rougeur diffuse ou réticulée, la douleur pongitive qui se fait sentir au niveau du tragus, et un flux puriforme plus ou moins abondant et fétide.

Quand l'inflammation dure depuis quelques jours, un liquide blanchâtre, séreux, d'une extrême âcreté, ne tarde pas à se montrer à l'orifice du conduit auditif; bientôt il devient opaque, épais et puriforme, remplit le conduit, et son abondance est quelquefois telle, qu'il s'écoule le long du cou, et son âcreté est si grande, dans certains cas, qu'un sillon rougeâtre et ulcéré de la peau marque la trace de son passage.

Dans les cas de moyenne gravité, la rougeur occupe surtout la membrane à l'entrée du méat, mais la tuméfaction peut aller jusqu'à en oblitérer l'entrée. Quelques points de sang extravasé ou même une véritable ecchymose se montrent à la surface de la membrane affectée, mais l'inflammation peut envahir les parties profondes du conduit auditif; la cloison tympanique elle-même et sa destruction partielle ou totale est presque inévitable, si l'art n'intervient à temps avec toutes les ressources de la thérapeutique.

Dans l'otite catarrhale externe, les malades se plaignent souvent d'une sensation de picotement, de gêne ou de tension analogue à celle que produirait la présence d'un corps étranger. J'ai souvent été appelé pour faire l'extraction d'un corps étranger de l'oreille, alors que je ne pouvais constater qu'une otite externe.

Je n'oublierai jamais un pauvre jeune homme, chez lequel on avait en pertie détruit l'oreille pour en extraire un corps étranger qui n'y était pas; mais le malade, atteint d'otite, croyait avoir laissé dans son oreille l'extrémité d'un tuyau de pipe avec lequel il avait abstergé la suppuration.

Après un examen attentif et aidé d'un spéculum, d'un réflecteur et même du chloroforme, je parvins, non sans peine, à démontrer aux assistants qu'il n'y avait dans l'oreille malade aucun débris de pipe, ni d'aucun autre corps étranger.

Un traitement convenable fut dirigé contre l'otite, et la guérison fut même assez prompte; malheureusement, dans les différentes tentatives d'extraction que le malade avait eu à subir, de graves désordres avaient été produits et la fonction resta fort endommagée.

Dans un autre cas, chez un jeune enfant atteint d'otite, suite de rougeole, une sensation très-douloureuse de corps étranger se faisait sentir dans l'oreille gauche malade. Comme les parents avaient vu jouer l'enfant dans le jardin avec d'autres camarades de son âge, ils s'imaginèrent qu'un grain de sable s'était introduit dans l'oreille.

Différentes tentatives pour extraire ce prétendu grain de sable ayant été faites sans autre résultat que de produire de graves désordres dans l'organe, on me pria de me joindre aux confrères traitants; mais il me fut impossible, comme dans le cas précédent, de trouver la moindre trace de sable, de caillou ou de corps étrangers.

L'enfant guérit très-bien de l'otite, mais une surdité incurable persista.

Je me suis demandé bien des fois quelle pouvait être la cause d'une pareille sensation éprouvée par les malades, et de l'erreur fréquemment commise par les médecins en cette circonstance.

Voici l'explication à laquelle je me suis arrêté :

1° La cause de cette sensation de corps étranger est due au gonflement de la membrane du conduit auditif ; par suite de ce gonflement, les parois opposées viennent à se toucher, et alors le malade croit sentir la présence d'un corps étranger dans l'oreille ; et la preuve que cette explication est bien la vraie, c'est que, si l'on vient à faire cesser cette tuméfaction inflammatoire, à la faveur d'une ou deux scarifications longitudinales pratiquées à la surface de la membrane phlogosée, à l'instant la sensation disparaît, et le malade est convaincu qu'on lui a enlevé le corps étranger.

2° La cause de l'erreur commise par les médecins en cette circonstance tient aux conditions suivantes :

Un malade croit avoir un corps étranger dans l'oreille ; on envoie chercher le médecin. Nécessairement, puisque le malade croit avoir un corps étranger dans l'oreille, il faut chercher à le retirer.

On enfonce au hasard une pince, on crève la membrane du tympan : du sang remplit l'oreille, la pince saisit les osselets, on croit tenir le corps étranger et l'on tire ; comme le sang dérobe à la vue les objets et surtout les mors de l'instrument, on ne s'aperçoit pas de l'erreur commise ; on recommence la manœuvre, et cette fois on va directement heurter le promontoire avec la pince ; le promontoire présentant un mamelon pierreux, très dur, on croit tenir enfin le corps étranger, on s'acharne à le saisir, à l'extraire, mais fort inutilement, bien entendu ; enfin, de guerre lasse, et tous les efforts étant sans résultat, on abandonne le corps étranger et le malade.

Ce dernier finit par guérir de son otite ; le corps étranger ne sort jamais, puisqu'il n'existe pas ; mais les dégâts causés à l'oreille laissent une surdité incurable.

L'otite catarrhale est souvent accompagnée des symptômes de l'inflammation du pharynx, des fosses nasales, etc., comme on l'a observé dans les épidémies catarrhales rapportées par Saillant (1772-1780).

Causes. — Les variations atmosphériques et principalement l'exposition au froid et à l'humidité sont les principales causes de l'otite catarrhale. Il suffit de séjourner ou de dormir près d'une porte ouverte, sur le siége d'une voiture, à l'embrasure d'une croisée, dans une rue ou sur un chemin ouverts à tous les vents, pour être atteint de cette maladie. Les hommes y sont plus exposés que les femmes. Le tempérament lymphatique y prédispose et entretient l'écoulement. Un malade déjà atteint est plus exposé à une récidive.

Cette maladie a été épidémique; dans les épidémies catarrhales décrites par Saillant, vers la fin du siècle dernier, les fosses nasales, les yeux, les oreilles présentaient des flux abondants et puriformes; et, chose remarquable, dans un grand nombre de cas ils furent contagieux.

Pronostic. — Si l'otite catarrhale est négligée ou mal traitée, elle peut durer longtemps, devenir la cause, d'une part, d'une excitation fébrile et d'un trouble général considérables, et d'autre part, de beaucoup de souffrances et de danger, pour l'organe malade. En outre, quand le traitement est négligé ou mal dirigé, le produit sécrété par la membrane du conduit auditif a plus de tendance à devenir puriforme et à contracter la propriété de communiquer la maladie par le contact.

Contagion. — Mes observations mettent hors de doute que l'écoulement de l'otite catarrhale, surtout quand il est manifestement puriforme, a la propriété, s'il est porté de l'oreille du malade à celle d'une autre personne par les doigts, les vêtements ou autres objets semblables dont on se sert en commun, de donner naissance à une otite plus violente, plus puriforme, plus grave que l'otite primitive qui l'a engendrée.

Telle est la conclusion à laquelle je suis arrivé par l'observation d'un grand nombre de cas, dans lesquels la maladie, après avoir débuté chez un membre de la famille par des influences atmosphériques, s'était communiquée chez plusieurs autres personnes de la même famille, sans que sa production pût être expliquée autrement que par le contact.

Je me suis livré à cet égard à des recherches qui m'ont donné une conviction positive à cet égard, et je crois pouvoir formuler le principe suivant : c'est qu'il faut surveiller avec soin les individus atteints d'écoulement d'oreille, et surtout les enfants, dans les écoles, les pensions, etc.

TRAITEMENT.

A. Traitement local.

(Catarrhe aigu.)

1° Si la douleur est violente au niveau du tragus, il faut appliquer en cet endroit cinq ou six sangsues chez les adultes, deux ou trois chez les enfants ;

2° Cataplasmes de fécule après la chute des sangsues ;

3° Nettoyer l'oreille trois ou quatre fois par jour avec une infusion légère de thé noir ;

4° Quand la douleur est calmée et que l'écoulement seul persiste, pratiquer des injections avec la mixture suivante :

Prenez :	Eau de roses.	100 grammes.
	Miel rosat.	30 —
	Sulfate de cuivre.	1 —

Mêlez.

5° Si cette injection est mal supportée, la remplacer pendant quelques jours par une simple injection avec une infusion de fleurs de mélilot ou de sureau, ou avec de l'eau de goudron tiède ; puis reprendre les injections astringentes, telles que celle-ci :

Prenez :	Eau de roses.	100 grammes.
	Miel rosat.	30 —
	Sucre de Saturne.	0,30 centigr.

Mêlez.

(Catarrhe chronique.)

6° Lorsque l'écoulement a perdu sa couleur verte, son odeur fétide, qu'il est devenu d'un jaune blanchâtre, employer l'une après l'autre, à quelques jours d'intervalle, les injections qui suivent :

N° 1.

Prenez :	Tannin.	1 gramme 20 centigr.
	Eau de roses.	250 —

Mêlez et faites tiédir au bain-marie. Trois injections par jour.

N° 2.

Prenez :	Sulfate d'alumine et de potasse. .	15 grammes.
	Eau.	100 —

Mêlez et faites tiédir au bain-marie. Deux injections par jour.

B. Traitement général.

1° Au début, quand il y a de la douleur, administrez le calomel d'après les formules ci-après :

N° 1. (Adultes.)

Prenez :	Calomel.	0,30 centigrammes.
	Sucre pulvérisé.	6 grammes.

Mêlez et divisez en douze paquets.
Un paquet toutes les heures.

N° 2. (Enfants.)

Prenez :	Calomel.	0,10 centigrammes.
	Soufre doré.	0,20 —
	Sucre pulvérisé.	6 grammes.

Mêlez et divisez en dix paquets.
Un paquet toutes les heures.

2° Si la douleur et le gonflement persistent, insistez sur le calomel jusqu'à ce que les gencives soient touchées et que l'haleine commence à devenir mercurielle. Faites prendre toutes les heures, dans ce but, un paquet de la poudre formulée ainsi :

Prenez :	Calomel.	0,10 centigrammes.
	Extrait thébaïque.	0,10 —
	Sucre pulvérisé.	10 grammes.

Mêlez et divisez en vingt paquets.

3° Le malade est-il d'une constitution strumeuse, il prendra, dès que la douleur sera calmée et le calomel suspendu, une cuillerée à bouche de la solution suivante matin et soir, dans une tasse de tisane de gentiane :

Prenez : Eau distillée. . . . . 200 grammes.
Iodure de potassium. . . . . 5 —

Mêlez.

4° Si la solution iodurée est mal agréée, on en diminuera ou on en éloignera les doses, ou bien on la remplacera, principalement chez les enfants, par la mixture que voici :

Prenez : Huile de foie de morue. . . . . 100 grammes.
Sirop de roses pâles. . . . . . . } 50 —
— de fleurs de pêcher. . . . . }

Mêlez : Trois cuillerées à bouche par jour.

5° On pourra, concurremment avec cette mixture, prescrire :

Beurre frais.	125 grammes.
Iodure de potassium.	0,05 centig.
Bromure de potassium.	0,20 —
Chlorure de sodium.	2 grammes.

Mêlez.

Ce beurre est consommé dans la journée sur des tartines de pain, soit comme adjuvant de l'huile de foie de morue, soit seul, quand cette dernière préparation n'est pas supportée.

6° Le malade est-il sous l'influence d'accidents syphilitiques, on prescrira :

Liqueur de Van Swieten. . . . . 125 grammes.

Une cuillerée à bouche, le matin à jeun, dans une tasse de lait.

7° Pour combattre le flux catarrhal, qui se prolonge pendant la convalescence des fièvres graves, on insistera sur l'alimentation et les moyens généraux, l'insolation, les eaux minérales prises dans l'ordre suivant :

Eaux de Saint-Sauveur, de Bagnères, d'Aix en Savoie, d'Enghien.

8° Mais, tout en employant la médication qui précède, il ne faudra pas négliger l'exploration méthodique de la membrane du tympan, de la trompe d'Eustache et de la caisse de l'oreille, afin de remédier en temps opportun, c'est-à-dire le plus promptement possible, aux obstructions muqueuses ou autres que ces différents organes de l'appareil auditif pourraient présenter, et qui retarderaient la guérison, si même elles ne s'y opposaient d'une manière absolue.

Ajoutons à ce traitement les conseils suivants, d'une utilité incontestable :

Lorsque l'otite catarrhale se développe chez des sujets scrofuleux et principalement chez des enfants, elle a une grande tendance à prendre les caractères de l'otite phlycténulaire (*myringitis scrofulosa*), que je vais décrire plus loin. Cette otite ainsi compliquée, et que l'on peut nommer scrofulo-catarrhale, est une des otites composées, qui sont parfois fort embarrassantes pour le praticien; une grande expérience et l'étude approfondie de l'état diathésique du malade peuvent lever bien des doutes et venir singulièrement en aide au traitement.

COMPLICATIONS. — L'otite catarrhale est compliquée le plus souvent de phlegmasie du tympan, du ramollissement, de la perforation de cette membrane, et consécutivement d'otite interne, de bourdonnements, de granulation, de polype de la caisse, de surdité rebelle, toutes complications que nous étudierons l'une après l'autre et avec toute l'attention que réclament ces graves lésions.

Je citerai quelques exemples remarquables de catarrhe aigu de l'oreille.

OBSERVATION I. — *Otite externe aiguë. — Guérison.* — Un jeune homme âgé de trente ans environ travaillait, pendant l'hiver de 1852, dans un atelier qu'un poêle chauffait jour et nuit. Continuellement nu-tête, il fut obligé, pour surveiller quelques ouvriers, de sortir un jour à différentes fois dans une petite cour voisine.

Rentré chez lui le soir, il se plaignit de quelques douleurs vagues à la tête et d'une certaine roideur dans les muscles du cou. Ce malaise avait disparu le lendemain; le malade éprouvait seulement dans les oreilles quelques démangeaisons incommodes. C'était involontairement qu'à chaque instant il y portait les mains; l'oreille gauche surtout l'incommodait fort. On vit dans l'après-dînée un suintement qui augmenta pendant la nuit; le matin, le canal auditif était rempli d'une matière semblable à du petit-lait, mais d'une consistance un peu plus visqueuse.

La membrane qui le tapisse était rouge et enflammée; l'inflammation se bornait à la conque; une tension douloureuse occupait enfin la totalité du pavillon. Les choses restèrent dans cet état trois ou quatre jours, pendant lesquels l'écoulement augmenta de plus en plus. L'éréthisme alors cessa, la matière prit un peu de consistance, en même temps qu'elle devint moins abondante, et au bout de quatorze jours il ne resta plus que la sécrétion d'une humeur semblable au cérumen par l'épaisseur et la quantité, mais d'une couleur de lait caillé.

La série des symptômes que je viens de décrire s'est présentée à peu près de la même manière sur l'une et l'autre oreille. Il est surtout remarquable que, si une cause arrêtait l'écoulement à droite, il subissait presque tout à coup une augmentation proportionnée à gauche, et *vice versa*.

Le traitement exposé ci-dessus procura une guérison complète dans l'espace de quinze jours.

Obs. II. — *Otite externe simple, catarrhale. — Injections; Sirop antiscorbutique. — Guérison.* — Une petite fille de six ans, rue des Francs-Bourgeois, 14, d'une bonne constitution, peau blanche et fine, cheveux noirs, fut atteinte d'une scarlatine franche, légitime le 16 août 1856. La maladie parcourut ses périodes avec une grande régularité; mais, vers la fin de la desquamation, les deux oreilles commencèrent à fournir un suintement purulent bien manifeste et assez abondant.

L'enfant entendait un peu plus dur, et bien souvent faisait répéter es mots qu'elle saisissait auparavant, avec la plus grande facilité.

J'avais moi-même donné des soins à cette petite malade durant le cours de son exanthème, et la fièvre, pendant la période d'éruption, avait été violente (115, 120, 130 pulsations), et n'avait même disparu complétement que quelques jours après l'éruption elle-même.

J'étais donc prévenu, et je me tenais sur mes gardes.

Soumettre une enfant de cet âge à un examen minutieux et délicat était chose d'autant moins facile que, pour le rendre complet et utile, le *speculum auris* était de rigueur.

Après plusieurs tentatives infructueuses, je finis, moitié en promettant, moitié en grondant, par bien voir tout ce que je désirais.

Les deux méats étaient inondés d'un pus sanieux, et je dus faire plusieurs injections pour les en débarrasser. A ma grande surprise, je trouvai les deux tympans intacts, avec leur couleur nacrée, transparents; la membrane du méat externe seule était affectée, et présentait les altérations suivantes : son épiderme, ou épithélium, avait été entraîné par la suppuration; le corps papillaire du derme apparaissait complétement dénudé dans toute l'étendue du conduit auditif.

Rassuré par cet examen, je prescrivis seulement quelques injections d'eau de goudron tiède, trois fois par jour, et une fumigation matin et soir, avec une infusion de mélilot additionnée d'esprit de mindérérus, dans la proportion d'une cuillerée à dessert de cette dernière liqueur pour un verre d'infusion.

La petite malade était guérie dans l'espace de dix jours; mais, comme elle était d'une constitution molle et lymphatique, je jugeai prudent de conseiller quelques pilules d'iodure de fer et l'huile de foie de morue mêlée au sirop anti-scorbutique.

Obs. III. — *Otite externe aiguë.* — *Guérison.* — Le 20 novembre 1856, une jeune dame de vingt-deux ans est prise d'une douleur violente dans l'oreille droite, en même temps que d'une angine tonsillaire. Insomnie, fièvre, douleurs avec élancements arrachant des cris.

Gonflement de l'oreille et du tragus, rougeur érysipélateuse de ces parties, bruits, surdité, méat sain, tympan blanchâtre et offrant une desquamation de son épiderme; pas de suppuration cependant.

Six sangsues au tragus; émétique, 0,20 centig.; fumigations tièdes, repos. Guérison en six jours.

CHAPITRE VII

DE L'OTITE PHLYCTÉNULAIRE OU MALADIE SCROFULEUSE DE LA MEMBRANE DU TYMPAN (*myringitis scrofulosa*).

Après avoir examiné les différentes affections de la membrane du conduit auditif, qui engendrent les flux d'oreilles, je dois m'occuper des maladies cutanées et éruptives de la membrane du tympan. Les principales et les plus communes de ces affections sont la phlegmasie scrofuleuse, ou mieux la *myringite phlycténulaire et pustuleuse*, auxquelles on peut ajouter les inflammations du tympan qui accompagnent la variole, la rougeole, la scarlatine et l'érysipèle.

J'étudierai chacune de ces variétés l'une après l'autre; mais le type fondamental est la phlegmasie scrofuleuse ou ulcéreuse. En effet, la membrane du tympan est exposée à souffrir dans toutes les éruptions cutanées.

Or, les maladies cutanées et éruptives de la membrane du tympan constituent un groupe d'affections très-communes, mal étudiées, peu connues, mal traitées et cependant terribles dans leurs effets, puisque à elles seules elles causent la plupart des surdités de l'enfance et même de l'âge adulte.

C'est évidemment à sa couche externe épithéliale ou cuticulaire, continuation de la peau du conduit auditif, qu'elle doit ce triste privilége. Je l'ai vue aussi bien souvent affectée dans l'herpès, la lèpre vulgaire et dans le cours de certaines manifestations syphilitiques, par exemple les *syphilides*, l'*ecthyma*, le *rupia* et le *pemphygus*.

L'inflammation scrofuleuse phlycténulaire du tympan, et que j'ai signalée plutôt que décrite dans mon *Traité pratique* [1], sous le nom d'affection scrofuleuse de la cloison, se distingue de toutes les autres phlegmasies de l'oreille par des symptômes si frappants, qu'il suffit d'avoir observé une ou deux fois cette maladie pour ne plus la méconnaître à l'avenir.

Une légère rougeur de la membrane, une grande intolérance pour le bruit, souvent même une douleur très-aiguë, des tintements insupportables, des phlyctènes sur la circonférence ou à la surface de la cloison et des taches qui résultent de ces phlyctènes, tels sont les principaux symptômes qui caractérisent cette maladie; les enfants en sont si souvent atteints, que le plus grand nombre des affections

[1] Ouvrage cité.

de l'oreille chez les jeunes sujets sont de cette nature.

Cette affection est souvent la première manifestation d'un état scrofuleux de la constitution ; négligée ou mal traitée, elle devient aussi la cause d'une altération permanente ou même de la perte complète de l'ouïe. Elle attaque rarement les enfants à la mamelle. C'est depuis le temps du sevrage jusque vers l'âge de huit ans, qu'elle se montre le plus ordinairement.

Les jeunes gens et les adultes peuvent aussi en être atteints, surtout s'ils ont eu déjà la maladie à une époque peu avancée de leur vie. Quelquefois un seul tympan est enflammé ; plus souvent les deux sont affectés dès le début. Il n'est pas rare de voir l'inflammation passer d'une oreille à l'autre. Quand les deux tympans sont enflammés en même temps, il y en a généralement un qui est plus malade que celui du côté opposé.

A. Symptômes anatomiques de la première période. — *Rougeur*. — Au commencement de la maladie, la rougeur de la membrane du tympan est très-légère, de la nuance de la laque carminée, et produite par des vaisseaux très-petits, rangés en manière de rayons autour de la membrane, en même temps qu'on peut suivre, sur sa surface et jusqu'à sa partie centrale, d'autres vaisseaux plus ou moins nombreux. Dans quelques cas, on n'aperçoit aucun vaisseau augmenté de volume, de sorte que dans cette période de début, la maladie s'annonce plus par la douleur et l'intolérance des sons aigus, et même des sons graves, que par les signes anatomiques de l'inflammation ; on peut cependant découvrir le plus souvent trois ou quatre vaisseaux dilatés se rendant de la circonférence du tympan vers le centre, ou serpentant sur son limbe, bien évidemment superficiels et se dessinant à sa surface, sous l'épithélium, en un léger relief visible avec une loupe et un réflecteur.

Mais, chez certains sujets éminemment lymphatiques, toute la surface du tympan est tellement couverte de vaisseaux tortueux, qu'elle offre, dans les cas anciens, une couleur rouge comparable à un morceau d'écarlate : de là le nom de *pannus du tympan*, que j'ai le premier donné à ce symptôme anatomique de l'otite phlycténoïde. Cet état est généralement un résultat évident d'un simple accroissement de vascularité. Dans quelques cas pourtant, à la période aiguë, il ressemble à une ecchymose, jusqu'à ce qu'on l'ait examiné avec un verre grossissant, qui permet de reconnaître que la tache rouge est formée par un nombre considérable de vaisseaux capillaires. Il n'est pas rare non plus de voir les vaisseaux enflammés former un seul fascicule considérable. Quoique, dans la grande majorité des cas, la rougeur soit disséminée, il arrive quelquefois qu'elle est assez généralement répandue à la surface épithéliale de la membrane tympanique, même dès le début. A mesure que l'état morbide fait des progrès, la rougeur augmente avec le nombre et le volume des vaisseaux et le cercle cutané qui encadre le tympan, en même temps que le manche du marteau paraît complétement vasculaire et semblable à une pièce de drap rouge.

SYMPTÔMES DE LA DEUXIÈME ET DE LA TROISIÈME PÉRIODE. — *Phlyctènes, ulcères, écoulement purulent, perforations, taches.* — Cette maladie de la membrane du tympan est une maladie éruptive, qu'on le sache bien. Elle affecte d'emblée et spécialement la couche épidermique du tympan comme continuation de la peau qui revêt le conduit auditif externe ; mais un de ses symptômes les plus remarquables est l'existence d'une ou plusieurs phlycténules ou petites papules à la surface de la cloison. Dans beaucoup de cas, un seul petit point élevé, de couleur blanche opaque, auprès du centre du tympan, dans le voisinage de l'insertion du marteau, est tout ce qu'on peut voir ; dans d'autres cas, il y a de nombreuses phlycténules (*tanquam stellæ*) à la circonférence et au centre : elles siégent plus souvent à la circonférence, là où la peau du conduit auditif se continue bien manifestement avec la membrane du tympan ; leur grosseur est variable, suivant la partie envahie ; ainsi elles sont plus volumineuses sur le limbe de la membrane, plus petites à son centre, près du manche du marteau ; mais, quoique leur grosseur soit moindre en cet endroit, elles y sont bien plus dangereuses, car leur ulcération dans ce point est presque inévitable, entraînant avec elle une perforation plus ou moins étendue et la chute ou la luxation du manche du marteau.

Les phlyctènes, cependant, peuvent être absorbées, même au centre : en cet endroit elles laissent généralement une petite tache comparable à l'albugo de la cornée ; cette tache est l'effet de l'infiltration de la lymphe plastique qui entoure toute vésicule ou phlyctène, mais qui est complétement dissipée par l'absorption après un temps plus ou moins long.

Une sorte de dépression peut aussi succéder à l'absorption de la tache blanche, et il reste en ce point une petite fossette transparente, qui est longue à se combler.

D'autrefois, la tache blanche s'étend d'une manière irrégulière, des vaisseaux rouges d'un calibre considérable s'y rendent, et il s'y ajoute, chaque jour, une quantité nouvelle de lymphe plastique, qui forme là une véritable *tache vasculaire*.

Quand cette tache vasculaire existe, surtout au niveau du manche du marteau, on peut affirmer que le malade est tourmenté par des bourdonnements d'oreille extrêmement pénibles [1].

Il arrive souvent aussi que les phlyctènes suppurent, s'ouvrent et deviennent des ulcères, quelquefois n'intéressant que

[1] Voir plus loin le chapitre du bourdonnement.

la couche épithéliale et d'une étendue considérable, plus souvent profonds et en forme d'entonnoirs.

En ce moment une perforation du tympan est presque inévitable et comme elle ne saurait avoir lieu sans entraîner avec elle une perte de substance plus ou moins étendue, le malade peut rester exposé à tout jamais au catarrhe chronique de l'oreille moyenne et à la surdité.

Dans beaucoup de cas, ce grave accident doit être attribué à la négligence ou à une mauvaise direction du traitement.

A peine la perforation est-elle formée qu'il y a une sorte de rémission dans les symptômes : la douleur et les bourdonnements diminuent, les mucosités de la caisse s'écoulent par cette voie, l'air sort en sifflant pendant que le malade se mouche, etc.

Si l'ulcère est petit, comme une tête d'épingle, par exemple, il peut se contracter graduellement alentour et blanchir à ses bords ; cette couleur blanche est due à la lymphe plastique qui s'épanche en cet endroit, elle devient bientôt rosée par suite des nouveaux vaisseaux qui s'y développent, une petite granulation rougeâtre remplace la lymphe et les vaisseaux, et la perforation est ainsi comblée.

Une certaine opacité se fait voir en ce point et disparaît après un certain temps ; mais si l'ulcère a produit une perte de substance plus considérable, il est rare que la perforation la cicatrise, et l'ouverture persiste indéfiniment.

Quand plusieurs phlyctènes existent en même temps sur la membrane du tympan, elles se réunissent quelquefois avant de s'ouvrir, et il en résulte une vaste trouée faite à la cloison et quelquefois sa destruction est plus ou moins complète dans un court espace de temps.

Au milieu de ces graves désordres, les osselets n'étant plus soutenus par le tympan plus ou moins détruit, tombent ; le marteau le premier, puis ensuite l'enclume ; la suppuration ou les mucosités les entraînent au dehors, et on les retrouve en général le matin, sur l'oreiller ou sur les linges à pansement.

L'étrier seul reste en place, enclavé fortement dans sa fenêtre, s'opposant ainsi à l'écoulement du liquide de Cotugno et conservant à l'organe les derniers et plus importants vestiges de la fonction.

Le malade sera dur d'oreille, assurément. Il n'entendra pas la conversation à voix basse, mais au moins il ne sera pas complétement sourd; l'art et des soins assidus pourront encore améliorer son état.

Quant à l'écoulement, on le voit paraître avec les phlyctènes; une fois établi, il est abondant, verdâtre, fétide, et il se montre rebelle aux divers moyens de traitement; en général, ce n'est que par une médication active et persévérante qu'on parvient à en triompher; même, il le faut avouer hautement, c'est principalement par l'emploi des moyens généraux que le praticien obtiendra les meilleurs résultats.

B. Symptômes physiologiques. — 1° En général, dans cette maladie il y a une grande intolérance pour le bruit et même les sons modérés : sous ce rapport, la myringite scrofuleuse offre un contraste frappant avec le catarrhe de l'oreille moyenne. Toutefois ce symptôme est variable, car, dans quelques cas, surtout dans ceux qui s'accompagnent de pannus du tympan, le malade devient insensible à la parole et aux bruits.

2° La douleur est vive au début, et son lieu d'élection est le fond du conduit auditif et la partie supérieure de l'hélix correspondante.

Si, à cette période de l'affection, à l'aide d'un spéculum, d'un réflecteur et d'une loupe, on vient à examiner la surface du tympan, dans beaucoup de cas on est étonné de ne trouver à l'examen de la cloison qu'une rougeur insignifiante qui dépasse à peine celle que présenterait une membrane du tympan saine, observée de la même manière.

En effet, la surface du tympan est souvent parfaitement saine et intacte, ou bien elle présente un seul point d'opacité avec un petit nombre de vaisseaux groupés alentour. Dans beaucoup de cas, l'intolérance pour le bruit et la douleur constituent les deux seuls symptômes qui soient bien évidents. Ce qui a porté certains auteurs et Itard lui-même à décrire ces symptômes à part, sous le nom d'otalgie. Mais c'est là évidemment une erreur, à n'en pas douter.

Aussitôt que le pannus apparaît ou qu'une perforation s'est faite, la douleur, le bourdonnement et l'intolérance pour le bruit diminuent ou disparaissent au moins pour un certain temps ; mais le moindre bruit, le moindre refroidissement, un changement de température, peuvent rendre à ces symptômes leur première acuité et même rappeler la douleur si aiguë du début.

Marche. — Les premiers accès de douleur se manifestent, en général, pendant la nuit, et, même quand elle est diminuée ou disparue, il y a des retours imprévus qui se font sentir pendant le sommeil ; l'enfant se réveille en jetant des cris et en se plaignant de souffrir horriblement de l'oreille.

Une complication fréquente de la myringite phlycténulaire est la phlegmasie catarrhale de la caisse, qui accompagne la première ordinairement, et peut aider à expliquer cette vive douleur et l'intolérance du bruit. Dans ce cas, en effet, le plexus tympanique souffre de l'inflammation qui a envahi la membrane muqueuse de la caisse, avec laquelle il a des rapports intimes, et il n'y a rien d'étonnant que son irritation se propage à l'oreille interne ou même au nerf auditif lui-même, par une action directe ou réflexe.

Symptômes généraux. — Dans la période aiguë, le pouls est accéléré, la soif vive, l'appétit presque nul, même chez les enfants et les jeunes gens ; la langue saburrale, constipation, évacuation de couleur foncée et d'une odeur extrêmement fétide ; le ventre est tendu et tuméfié, les ganglions mésentériques engorgés.

D'autres symptômes scrofuleux peuvent être reconnus dans la plupart des cas ; par exemple, des éruptions autour de la tête, des affections morbides des paupières et de la cornée, le gonflement de la lèvre supérieure, le nez épaté, des écoulements purulents par les fosses nasales avec excoriation de la muqueuse, l'engorgement des glandes lymphatiques du cou, des exostoses aux doigts, des gonflements articulaires, etc.

J'ai vu bien des fois la phlegmasie scrofuleuse du tympan alterner avec quelques-uns de ces symptômes ; par exemple, s'aggraver quand une blépharite ou une kératite venait à s'améliorer, et s'amender quand ces maladies manifestaient quelques nouveaux signes d'acuïté.

J'ai encore vu la myringite phlycténoïde alterner à plusieurs reprises avec un gonflement articulaire du genou, avec des éruptions du cuir chevelu, du genre des gourmes (eczéma, impétigo), etc.

Dans les deux sexes, la peau des malades atteints de myringite scrofuleuse est souvent épaisse et molle ; les follicules sébacés de la face sont très-développés, et, dans beaucoup de cas, j'ai vu cette affection coïncider avec des pharyngites, des laryngites, la raucité de la voix, l'aphonie et diverses affections du globe oculaire. Dans un cas, il y avait une cécité complète, due probablement à un glaucôme aigu.

Une débilité générale considérable s'observe également, surtout dans les cas anciens. La peau des enfants est molle et flasque, et quelquefois il y a une grande émaciation.

Le malade est brûlant et agité la nuit, et le matin il est couvert d'une sueur fétide, et dont l'odeur *sui generis* est particulière aux sujets strumeux.

A. Causes prédisposantes. — 1° La *diathèse strumeuse* doit être regardée comme la principale cause éloignée ou prédisposante de cette affection.

L'état scrofuleux de la constitution modifie d'une manière puissante les maladies locales, et je puis affirmer, avec une expérience déjà longue, que cette vérité est surtout applicable aux maladies de l'oreille. C'est un fait qui doit attirer l'attention des observateurs.

Qu'entend-on, en effet, par les mots diathèse strumeuse, scrofules ou constitution scrofuleuse? — On entend exprimer par là, moins une maladie d'un appareil particulier d'organes, qu'un état de tout le système qui prédispose les différentes parties du corps à devenir le siége de maladies locales. Cet état ou diathèse modifie profondément les affections en apparence locales et produites par des causes accidentelles, mais dont le développement a été favorisé par un état général mauvais, qui porte ici le nom de scrofule. Dans un autre cas, ce sera la goutte, le rhumatisme, la syphilis; chacun de ces états, avec ses caractères propres, et le cachet de son individualité, mais se liant entre eux par un principe commun, celui de retarder la résolution prompte et facile des affections locales, d'en prolonger indéfiniment la durée, et mettre constamment en échec la médication topique la mieux dirigée.

J'ajouterai encore que la description que l'on donne habituellement des scrofules s'applique trop exclusivement à la forme dans laquelle la maladie apparaît comme une affection des glandes absorbantes.

Et les dissertations dogmatiques qui ont été faites sur les scrofules, considérées comme un état de la constitution exerçant une influence sur l'origine et la marche des maladies locales, ont paru quelquefois se contredire. Ces contradictions apparentes ont leur source dans la différence des aspects sous lesquels la diathèse strumeuse se manifeste et dans la variété de ses effets. Ainsi, on a remarqué que cette diathèse, tantôt vient hâter la marche d'une maladie aiguë locale, et tantôt prolonge indéfiniment le travail de l'inflammation. Il importe, en effet, de distinguer plusieurs classes de sujets scrofuleux.

Les uns ont des glandes, des abcès ou des cicatrices au cou, ce sont les écrouelles des anciens, le type de la scrofule; d'autres ont des engorgements dans les ganglions mésentériques (*tabes mesenterica*). Ceux-ci ont des tubercules dans les poumons, dans les os, surtout à la colonne vertébrale (gibbosités); ceux-là ont un coryza, une blépharite, une kératite chroniques, etc.

D'autres, enfin, ont un flux d'oreilles, un catarrhe interminable de l'oreille interne, un polype, un fongus du rocher; un eczéma, un impétigo du pavillon, des phlyctènes sur la couche cuticulaire du tympan; c'est la *myringite* scrofuleuse, dont nous parlons en ce moment.

Tous les malades chez lesquels on peut rencontrer à la fois une ou plusieurs de ces affections ont un certain type facile à reconnaître.

Les tissus de l'économie sont partout extrêmement lâches, le nez est épaté, la tête, les narines et la lèvre supérieure sont croûteuses, les ganglions engorgés : ce type est commun aux enfants et aux jeunes gens.

Il disparaît presque complétement à un âge plus avancé, avec quelques-uns des accidents, mais la diathèse n'en persiste pas moins, et provoque chez les sujets des manifestations plus ou moins tardives de la scrofule. Et dans ce cas le véritable caractère de la maladie échappe souvent à l'observateur, à moins d'apporter une grande attention.

2° *Alimentation, air, jeux, exercices.* — Si l'on considère avec juste raison la diathèse strumeuse comme la principale cause prédisposante de cette phlegmasie du tympan, il y a cependant d'autres causes, éloignées en apparence, mais puissantes, qui favorisent son apparition d'une manière certaine et inévitable.

Ces causes sont, un régime mauvais, grossier ou insuffisant, le défaut d'air, la privation des jeux, des exercices au soleil, de vêtements chauds, si favorables à l'enfance.

C'est en partie à ces causes réunies qu'on doit attribuer la fréquence de la myringite scrofuleuse dans les grands centres de population et surtout chez les enfants des pauvres, qui vivent dans des rues, des passages étroits, y respirent un air humide et vicié, sont réduits à une nourriture peu réparatrice et n'ont souvent que de légers vêtements pour se préserver du froid et de l'intempérie des saisons.

Il ne faudrait pas croire pourtant que cette maladie n'attaque que les pauvres. Ce serait une grande erreur. Il y a presque autant de riches que de pauvres qui sont atteints de cette cruelle maladie de la membrane du tympan. D'où il semblerait logique de conclure que la scrofule est aussi commune dans la mansarde du pauvre que dans les somptueuses demeures, et que les différentes causes énumérées tout à l'heure n'auraient pas autant d'influence dans la production de cette maladie. Il n'en est rien cependant; car, si les enfants des riches sont mieux nourris, mieux vêtus, respirent un air plus pur, il y a des germes héréditaires, qu'ils ne peuvent pas plus éviter que les autres : ainsi la diathèse strumeuse est parfaitement transmissible non-seulement en ligne directe, du père ou de la mère à leurs enfants, mais aussi en ligne collatérale; mais le point le plus important, qu'il faut signaler par-dessus tous les autres, c'est l'influence de la syphilis constitutionnelle latente et héréditaire sur le développement de la scrofule.

J'ai acquis à cet égard une grande expérience, et, dans une

pratique déjà longue, j'ai pu me former une conviction à cet égard.

Un père atteint de syphilis constitutionnelle dans sa jeunesse, quoique traitée d'une manière convenable, ne transmettra pas toujours la syphilis héréditaire à ses enfants, mais bien la diathèse scrofuleuse, dans un grand nombre de cas. Ces cas eux-mêmes dépendent de la constitution plus ou moins faible, de l'âge, du plus ou moins grand rapprochement de parenté des époux. Quand toutes ces causes sont réunies, les enfants sont voués presque infailliblement à la scrofule, sans distinction de pauvre ou de riche, et même on peut dire que sous ce dernier rapport ceux-ci sont privilégiés.

B. Causes déterminantes. — 1° *Exposition au froid* et principalement à l'air froid et humide.

2° *Rougeole, scarlatine, variole*[1]. Les pyrexies, qui affectent toute la substance, mettent en mouvement la diathèse strumeuse, qui va dès lors se localiser dans le premier point de l'économie où un stimulus sera appliqué. Ces maladies elles-mêmes affectent les oreilles, et, quand elles n'y produisent pas de graves lésions, y laissent un germe que la scrofule fera éclore à la moindre occasion.

3° Le *flux catarrhal* du conduit auditif, qui accompagne si souvent les gourmes chez les enfants lymphatiques, peut déterminer l'explosion de la phlegmasie scrofuleuse du tympan.

4° La *dentition* est une des causes déterminantes les plus fréquentes ;

5° Les *lésions traumatiques*, telles que celles qui sont produites par des corpuscules de poussière qui, pénétrant avec les ondes sonores, vont blesser ou irriter la cloison tympanique.

[1] Voy. *Traité pratique*, etc., des Otites dans les fièvres graves.

L'introduction de plumes, d'épingles, d'un corps étranger quelconque, peut provoquer rapidement l'explosion de la phlegmasie chez un sujet prédisposé.

Diagnostic. — Le diagnostic repose entièrement sur l'inspection directe du conduit auditif et de la membrane du tympan ; on peut constater à sa surface et à chaque période de la maladie tous les symptômes anatomiques que j'ai longuement détaillés précédemment : il est bien entendu que l'emploi du spéculum et du réflecteur est indispensable pour cette exploration, qui complète à elle seule tout le diagnostic. Quant aux symptômes physiologiques, tels que la douleur, les bourdonnements, etc., ils sont communs à plusieurs autres indispositions de l'organe, et n'ont de valeur que si on les rapproche de ceux bien plus importants fournis par l'examen direct ou anatomique.

Pronostic. — Le pronostic est d'une extrême gravité, et la plus grande réserve est imposée au chirurgien. Si la maladie n'est pas soignée convenablement et à temps, une perforation du tympan est presque inévitable : la guérison est difficile quand elle est petite ; impossible, quand elle dépasse la largeur d'une tête d'épingle.

Si la myringite, prise au début, est soumise à un traitement convenable, le succès dépend encore, en grande partie, du soin que mettra le malade ou ceux qui l'entourent à exécuter ponctuellement le traitement, non-seulement jusqu'à ce que la guérison soit complète, mais encore longtemps après. Les récidives sont fréquentes, et il faut le dire aux parents.

Quand une ou plusieurs phlyctènes ont amené, en s'ulcérant, des perforations que l'on a pu heureusement mener à cicatrisation, il se forme dans ces points des taches blanchâtres, sortes d'épaississements comme leucomateux ; et il est rare, dans ces cas, que malgré le traitement méthodique le mieux suivi, l'ouïe revienne à son état normal ; non pas que l'épaississement de la cloison elle-même fasse obstacle à la marche des ondes sonores, mais parce que des complications du côté de la caisse et des osselets surtout, complications qui persistent bien au delà de la myringite, exigent un traitement particulier pour être menées à bien.

A LA PÉRIODE CHRONIQUE, la perforation artificielle de la cloison proposée et exécutée pour remédier à la surdité qui se manifeste dans ces circonstances ne saurait être, on le comprend, qu'une décevante illusion, une source d'accidents de plus, en ajoutant une nouvelle lésion, à celles mal éteintes qui existent encore dans la caisse.

En effet, on n'a jamais obtenu que des insuccès de l'emploi de cette opération.

TRAITEMENT. — Dans le traitement de cette affection il faut toujours se rappeler qu'elle est liée à une cause constitutionnelle. Par conséquent il ne suffit point de chercher à guérir l'affection locale, il faut s'occuper avec soin des moyens généraux.

Il faut aussi que le chirurgien soit bien pénétré de cette vérité, que la myringite scrofuleuse est une maladie très-rebelle, sujette à récidiver, malgré un traitement bien dirigé. L'état scrofuleux de la constitution est la cause de l'extrême durée de cette phlegmasie, aussi bien que de l'opiniâtreté que manifestent souvent les autres maladies strumeuses. On rencontre des sujets chez lesquels le traitement ne produit que peu ou point d'amélioration pendant des semaines, des mois ; il ne faut point cependant se décourager et réfléchir à la diathèse indomptable, contre laquelle il faut lutter. — Le traitement doit être :

A. GÉNÉRAL. — B. LOCAL.

A. TRAITEMENT GÉNÉRAL. — 1° Les *émissions sanguines* ne

sont réellement utiles qu'au début de la maladie, dans sa période la plus aiguë et quand une douleur violente se fait sentir au tragus, dans le conduit auditif, arrache des cris au malade et le prive de sommeil. Dans ce cas, quelques sangsues appliquées en avant de l'oreille, un peu au-dessous du tragus, peuvent calmer rapidement la douleur. Des cataplasmes viendront après les sangsues. Une précaution doit être indiquée : c'est de remplir mollement, avec du coton, l'entrée du conduit auditif avant d'appliquer les sangsues, afin d'éviter que du sang ne s'introduise dans le conduit et ne vienne, en se concrétant, augmenter l'inflammation et la douleur.

Les fumigations avec les espèces émollientes rendront aussi des services et ne doivent pas être négligées.

Je n'ai jamais recours à la saignée générale que dans les cas où il y a des symptômes réactionnels très-prononcés, fièvre, céphalalgie, etc. Toutefois, je dois faire remarquer que dans un grand nombre de cas, chez les jeunes gens et les enfants surtout, il est possible d'éviter entièrement les émissions sanguines, en soumettant le malade à l'influence du tartre stibié, du sulfate de quinine, ainsi que je vais le dire.

2° *Émétiques.* — Par émétiques, j'entends l'ipéca, le soufre doré, le tartre stibié. Le soufre doré, l'ipéca doivent être réservés pour les enfants et administrés à dose vomitive et fréquemment répétée, de manière à produire l'état de nausées.

Le tartre stibié ne sera mis en usage que chez les adultes ou chez les sujets plus jeunes, quand le soufre doré, la poudre ou le sirop d'ipéca auront été insuffisants.

On peut aussi le combiner avec un purgatif.

Ainsi, pour les enfants :

N° 1.

Prenez : Soufre doré. . . . . 0,20 centig.
Sucre pulvérisé. . . . . 5 grammes.

Mêlez et divisez en dix doses.
Une toutes les demi-heures.

N° 2.

Prenez : Poudre d'ipéca. . . . . 0,30 centig.
Sucre pulvérisé. . . . . 5 grammes.

Mêlez et divisez en dix doses.
Une toutes les demi-heures.

N° 3.

Prenez : Sirop d'ipéca. . . . . 30 grammes.
Sirop de fleurs de pêcher. . . . . 10 —

Par cuillerée à café, toutes les demi-heures, et un peu d'eau tiède immédiatement après.

N° 4. (Adultes.)

Prenez : Tartre stibié. . . . . 0,20 centig.
Eau. . . . . 125 grammes.

Une cuillerée toutes les dix minutes, jusqu'à ce que l'on ait obtenu des vomissements abondants.

Dans les cas où il y a de la fréquence du pouls, de la chaleur à la peau, les éméto-cathartiques doivent être employés d'une manière suivie :

N° 5. (Adultes.)

Prenez : Tartre stibié. . . . . 0,10 à 20 centig.
Sulfate de magnésie. . . . . . . 30 à 60 grammes
pour un litre d'eau ou de bouillon aux herbes.

Deux à quatre cuillerées toutes les demi-heures, jusqu'à ce que le vomissement soit produit.

Telle est la méthode à suivre dans les cas aigus.

A l'état chronique, les mêmes médicaments doivent encore être mis en usage, seulement en les donnant à de plus longs intervalles.

3° *Purgatifs.* — Les purgatifs sont d'une grande utilité : même chez les enfants délicats, ils détermineront l'expulsion d'une grande quantité de matières morbides et d'une horrible odeur, et il n'est pas rare qu'une amélioration très sensible succède à leur emploi. Le calomel seul, uni au jalap ou à la scammonée, telle est la préparation qui m'a donné les meilleurs résultats.

4° *Altérants*. — Parmi les médicaments que l'iode fournit à la thérapeutique, trois nous ont paru mériter la préférence dans le traitement de cette maladie : l'iodure de potassium, la teinture alcoolique d'iode, l'iodure de fer. Les préparations arsenicales m'ont été aussi fort utiles dans la période chronique.

La formule à laquelle je donne la préférence est la suivante :

Prenez : Arséniate de soude. . . . . 0,05 centigrammes.
Eau distillée. . . . . . . 125 grammes.
Une cuillerée à café par jour, en une fois, dans une tasse de tisane.

Le moment d'employer ces médicaments est venu quand la période aiguë est calmée : ils ont une grande influence sur la guérison ; mais il ne faut s'attacher à aucun d'eux exclusivement et passer de l'un à l'autre ; car l'économie s'habitue à tout, et un médicament trop longtemps employé finit par perdre toute ou la plus grande partie de son efficacité.

J'ai longuement détaillé, dans mon *Traité pratique*, les doses de la préparation, le temps pendant lequel on doit la continuer. C'est donc là qu'on trouvera tous les renseignements nécessaires à ce sujet.

5° *Sudorifiques*. — Il est très-important d'entretenir une douce moiteur à la peau : quelques infusions chaudes, additionnées d'une cuillerée à café d'acétate d'ammoniaque, procurent très-facilement au malade une diaphorèse convenable. La poudre de Dower, prise le soir, est aussi utile. Tous les deux à trois jours, un bain chaud sera administré, et on y ajoutera de 200 à 300 grammes de sous-carbonate de soude.

6° *Toniques.* — Quinquina, fer, huile de foie de morue ; amers : gentiane, trèfle d'eau, etc.

Plusieurs médicaments toniques sont d'une grande utilité dans le traitement de cette maladie ; mais les préparations de quinquina et de sulfate de quinine sont celles qui réussissent le mieux. Le quinquina est donné en extrait sous forme pilulaire ou de sirop, de façon à faire prendre 0,30 centig., 0,50, et même 1 gramme, dans la journée.

Le sulfate de quinine peut être administré à la dose de 0,05 centig., trois à quatre fois par jour ; ces doses doivent être réduites à moitié pour les enfants. La meilleure et la plus active manière de le donner est la solution. Il est vrai qu'elle excite une grande répugnance chez les enfants, à cause de son amertume ; et cette amertume reste la même, quelque sirop qu'on y ajoute.

Ce qui m'a le mieux réussi dans ce cas, est de faire dissoudre le sulfate de quinine dans du café noir bien sucré.

L'emploi des ferrugineux trouvera aussi son utilité, en même temps que le sulfate de quinine. Les préparations amères, houblon, gentiane, l'huile de foie de morue, sont encore d'excellents médicaments qu'il ne faut pas négliger dans le traitement de cette affection rebelle.

7° *Régime.* — Pendant la période aiguë, il faut apporter une grande attention au régime, proscrire les aliments tirés du règne animal, le vin et les boissons stimulantes. Mais quand les symptômes aigus ont cédé et que la maladie est devenue chronique, il faut conseiller au malade un régime plus généreux.

B. Traitement local. — Indépendamment des cataplasmes et des fumigations dont nous avons déjà parlé, et dont l'utilité est vraiment incontestable, nous avons à notre disposition, pour combattre cette terrible maladie, les moyens suivants :

1° Garantir la membrane tympanique contre l'action des ondes sonores : on obtient cet effet en immobilisant le tympan au moyen d'une boulette de coton introduite dans le conduit auditif et placée de manière à en clore complétement l'orifice.

2° *Instillations.* — Tout à fait au début, les instillations émollientes et légèrement astringentes ont la plus grande efficacité. Ainsi, une décoction de têtes de pavot, une infusion de mélilot à laquelle on ajoute une petite quantité d'acide acétique, une solution étendue d'acétate d'ammoniaque, de l'eau de roses additionnée d'une petite quantité d'alcool nitrique, ou enfin une solution de 1 gr. de sulfate de cuivre dans 100 gr. d'eau, sont des moyens qui procurent le plus grand bien au malade. Une précaution importante est qu'il faut employer tièdes toutes ces instillations.

Le nitrate d'argent, sous toutes les formes, doit être proscrit.

3° *Injections.* — Les injections simplement émollientes et toujours tièdes au début, et composées des mêmes liqueurs que celles employées pour les fumigations ou instillations : les injections, bien employées et dans une sage mesure, sont appelées à rendre les plus grands services ; en se répandant à la surface de la membrane du tympan, la liqueur dont elles sont composées agit comme une sorte de bain ou de cataplasme plus ou moins prolongé, et ne laisse pas que d'avoir la plus heureuse influence sur l'éruption phlycténoïde qui envahit le tympan et menace de le détruire en partie ou en totalité.

4° *Révulsifs.* — Les vésicatoires sont peu utiles ; mais les frictions avec l'huile de croton, la pommade stibiée, derrière l'oreille, ont une extrême efficacité. J'en dirai autant du séton et du cautère à la nuque; mais ces derniers moyens ne sont agréés qu'avec difficulté par les gens du monde, et l'on est souvent dans la nécessité de se priver de leur utile concours.

5° Quand une perforation s'est produite, avant ou malgré les soins et les moyens de traitement dont je viens de parler, il faut, sans délai, toucher l'ulcère tous les deux ou trois jours avec le crayon de sulfate de cuivre, taillé en pointe fine. Si la perforation ne dépasse pas en largeur la tête d'une petite épingle, on peut espérer la voir se cicatriser; mais si elle est plus étendue et surtout si elle a détruit un quart, un tiers de la cloison tympanique, tout espoir de la guérir n'est qu'une décevante illusion, et toute promesse dans ce sens doit être très-réservée; car ces larges perforations persistent indéfiniment, ainsi que l'expérience l'a démontré.

6° *Récidives.* — Je ne connais pas de maladie de l'oreille aussi sujette à récidiver, que la phlegmasie phlycténulaire ou scrofuleuse du tympan. En conséquence, il est nécessaire que les sujets qui en ont été atteints une fois soient soumis, le plus souvent possible, à l'examen complet et méthodique de leur membrane tympanique, dans le but de prévenir et de combattre le plus tôt possible toute tendance à la récidive.

CHAPITRE VIII

DE L'OTITE RHUMATISMALE.

Nous avons déjà dit que les trois principales maladies inflammatoires de l'oreille, qui sont causées le plus souvent par les influences et les variations atmosphériques, sont l'otite catarrhale, précédemment décrite, et l'otite rhumatismale et goutteuse qui nous restent à étudier.

On distingue les deux otites catarrhale et rhumatismale aux caractères suivants :

1° *Siége de la maladie.* — L'otite catarrhale est une affection de la membrane dermoïde et muqueuse du conduit auditif.

L'otite rhumastimale a son siége dans la membrane du tympan, les articulations des osselets et les tissus fibreux et périostiques de l'oreille. Elle s'étend souvent aux membranes du labyrinthe osseux.

2° *Rougeur.* — Dans l'otite catarrhale, la rougeur est diffuse et ponctuée, et la tuméfaction est considérable, dès le début, dans la membrane affectée.

Dans l'otite rhumatismale, la membrane du conduit auditif ne présente d'abord aucune altération, et la rougeur se montre bien manifestement sur la membrane du tympan.

Si, à l'aide d'un spéculum et d'un réflecteur, on expose cette membrane à la vue, on peut constater une rougeur striée, formée par des lignes vasculaires et tortueuses, qui s'étendent de la circonférence vers le centre de la membrane. Leur point de convergence est le manche du marteau ; les plus gros de ces vaisseaux sont ceux qui descendent de la partie supérieure de la membrane vers la partie moyenne ; les plus petits se trouvent à la partie inférieure ; ceux de moyen calibre suivent à peu près le diamètre transverse.

Leurs flexuosités, leurs fréquentes anastomoses et leur réunion dans un point commun, le manche du marteau, qui leur sert de support, sont des caractères fixes et bien tranchés. Ces caractères sont d'ailleurs si évidents, dans tous les cas, qu'il suffit de s'être exercé convenablement au diagnostic des maladies de l'oreille pour distinguer et reconnaître parfaitement toute cette curieuse disposition.

Une remarque importante doit être faite ici, c'est que c'est à la présence de ces vaisseaux en grand nombre dans la membrane du tympan et à leur convergence vers le manche du marteau que doivent, sans aucun doute, être attribués les bourdonnements si fréquents et si insupportables qui tourmentent le malade dans cette variété d'otite.

3° *Nature de l'inflammation.* — L'otite catarrhale est une inflammation d'une membrane dermoïde et muqueuse ; par conséquent, c'est une maladie constituée par une augmentation de la sécrétion et un flux morbide de mucus et de pus ; tandis que l'otite rhumatismale, attaquant les tissus fibreux de l'oreille et même le périoste de l'organe, il n'y a aucun flux, ni aucune sécrétion morbide qui la caractérisent.

4° *Douleur.* — Dans l'otite catarrhale la douleur est superficielle ; son lieu d'élection est le tragus et la petite région qui l'avoisine. Il y a en outre une sensation particulière de corps étranger dans l'oreille, sur laquelle j'ai longuement insisté en décrivant l'otite catarrhale.

Dans l'otite rhumatismale, la douleur est profondément située et comme pongitive ; et, de plus, indépendamment de cette douleur, que j'appellerai locale, il existe toujours d'autres points douloureux, comme névralgiques, et confondus à tort, avec la névralgie de l'oreille ou l'otalgie. Ces points douloureux se font sentir dans la tempe, l'occiput, sur le milieu du crâne ; rarement au front ; mais principalement dans la mâchoire inférieure et plus particulièrement dans son articulation. Un autre caractère important à noter, est que cette douleur est plus violente la nuit que le jour.

Ces caractères rapprochent beaucoup cette variété d'otite de la sclérotite rhumatismale si bien décrite par Mackensie[1],

[1] *Traité pratique des maladies des yeux.*

et les réflexions suivantes, que son livre m'a suggérées, me semblent parfaitement applicables ici.

Que doit-on entendre par otite rhumatismale ? On entend exprimer simplement l'inflammation des membranes fibreuses de l'oreille, inflammation développée sous l'influence du froid. « Je ne crois point, ajoute Mackensie, que cette affection soit une inflammation différant, par sa mesure, de l'inflammation commune et ayant sa source dans la constitution ou la diathèse rhumatismale. »

Quand les influences atmosphériques produisent le catarrhe, on ne rapporte pas la maladie à une diathèse muqueuse ; de même, quand la pleurésie est produite par la même cause, on n'attribue pas non plus la maladie à une diathèse séreuse. La même cause excitante, affectant une membrane fibreuse au lieu d'une membrane muqueuse ou séreuse, produit une nouvelle série de symptômes qui dépendent non de la constitution du sujet, mais de la structure de la partie affectée.

Il faut encore ajouter que l'otite rhumatismale se manifeste fréquemment chez des individus qui n'ont jamais eu de rhumatisme dans aucune autre partie du corps. Nous devons aussi reconnaître que cette inflammation rhumatoïde de l'oreille ressemble au rhumatisme dans ses causes excitantes, dans la douleur qui l'accompagne, dans ses exacerbations et dans son mode de traitement.

Degré de fréquence. — Cette otite n'existe presque jamais seule ; elle a pour complication obligée et fréquente l'otite catarrhale. Les deux oreilles sont rarement atteintes en même temps.

A. SYMPTÔMES LOCAUX. — Ce sont : 1° la *rougeur ;* 2° le *gonflement ;* 3° l'*éréthisme ;* 4° la *douleur ;* 5° les *tintements* ou *bourdonnements ;* 6° la *surdité.*

1° *Rougeur.* — J'ai déjà parlé longuement de la disposition des vaisseaux, s'avançant, sous la forme de zones radiées, de la circonférence vers le centre de la membrane du tympan.

2° *Gonflement.* — Tandis que dans l'otite catarrhale on observe, dès le début, un gonflement toujours bien marqué de la membrane du conduit auditif, ici ce symptôme est nul et ne se traduit que par une certaine opacité ou teinte nébuleuse, qui semble répandue à la surface de la membrane. Ce phénomène doit être attribué, sans aucun doute, à un léger épanchement de lymphe. Mais aucun des autres phénomènes de l'inflammation ne se montre dans l'otite rhumatismale, dégagée de toute complication; on n'observe ni ulcération, ni suppuration, ni épaississements ou adhérences, etc.

3° *Éréthisme.* — Mais un des symptômes les plus constants est l'éréthisme ou l'exaltation de l'ouïe. Le moindre bruit est extrêmement pénible; à plus forte raison les grands bruits des villes; ceux des voitures, en particulier, déterminent un ébranlement de l'organe qui est tout à fait insupportable à toutes les périodes de l'affection, et la nuit bien plus encore que pendant le jour. L'augmentation ou la diminution de ce symptôme est toujours en rapport direct, avec les douleurs de tête fréquentes que j'ai déjà fait connaître.

4° *Douleur.* — Quant à la douleur proprement dite et particulière à cette variété d'otite, elle est surtout pongitive et s'étend de l'oreille aux différentes parties du crâne et de la mâchoire inférieure, et, chose digne de remarque, le siége de cette douleur n'est point dans quelque dent cariée, quelque vieille racine, ou ne tient point à la sortie d'un dent de sagesse, comme cela est si fréquent dans l'otalgie symptomatique, la seule, du reste, dont la réalité soit incontestable.

Quelques caractères particuliers sont propres à cette douleur de l'otite rhumatismale, et nous devons les faire connaître ici.

Ainsi, très-souvent elle s'étend à l'œil correspondant et détermine un épiphora. Le plus souvent elle se fait sentir dans la tempe, et le malade compare la sensation qu'il éprouve à un cercle de fer qui lui comprimerait le crâne. En général, la chaleur l'augmente, surtout celle du lit : aussi est-ce pendant la nuit qu'elle redouble de violence, surtout vers le matin. Elle empêche le sommeil et cause au malade les plus grandes angoisses.

5° *Tintements.* — Les tintements et bourdonnements sont un des symptômes les plus constants et les plus fatigants pour le malade, après les douleurs, bien entendu ; leur manifestation indique positivement que la phlegmasie affecte en même temps ou la caisse ou le labyrinthe, ou les deux en même temps, ce qui est le cas le plus commun ; et j'ai longuement développé ailleurs les raisons théoriques et cliniques sur lesquelles cette assertion est fortement appuyée[1]. Je n'insisterai pas sur ce sujet en ce moment, me proposant d'y revenir plus loin au chapitre où il sera traité du bourdonnement en particulier.

Seulement, dans cette otite rhumatismale, le malade entend plutôt un tintement ou bruit comparable aux murmures de l'eau qui commence à bouillir dans un vase ou bouillotte en cuivre. Ce bruit morbide est un des premiers symptômes qui apparaissent : c'est aussi le dernier qui persiste et souvent avec opiniâtreté, alors que la maladie, marchant vers la guérison, tous les autres symptômes sont en voie de décroissance.

Son siége est évidemment le névrilemme du nerf acoustique, et la cause efficiente, l'injection et l'irritation qui en résultent dans la pulpe nerveuse, ainsi que je le démontrerai plus loin.

[1] *Archives générales de médecine*, avril 1862. Mém. sur le bourdonnement.

6° *Surdité.* — La surdité peut varier depuis la dysécée jusqu'à la cophose.

B. Symptomes généraux. — Quand la maladie est légère ou peu intense, ou bien, ce qui est fréquent, si elle débute par la forme chronique, il y a peu de réaction et peu ou point de symptômes généraux par conséquent. Mais, dans les cas graves, il y a une fièvre symptomatique considérable, le pouls est dur et fréquent. La langue est d'un blanc jaunâtre. La soif est vive, la faim nulle : nausées, constipation.

Causes déterminantes. — La cause la plus fréquente et la plus efficace est l'exposition au vent froid et humide. Par exemple, le malade s'est trouvé placé entre deux portes, est resté assis à un bureau près d'une fenêtre ouverte; un autre a voyagé la nuit dans une voiture, dont les glaces ou portières sont restées ouvertes ; enfin, et c'est le cas le plus fréquent, cette otite se montre chez les individus qui, en été, après une course plus ou moins longue, vont se jeter dans un bain froid, le corps étant inondé de sueur.

On observe cette otite en toutes saisons, en hiver comme en été, à toutes les périodes de la vie, mais elle attaque de préférence les jeunes gens.

Diagnostic. — Le diagnostic résulte de l'exposition des symptômes faite précédemment, et surtout de l'inspection attentive du conduit auditif, de la membrane du tympan, à la faveur du spéculum, du réflecteur ou de la loupe; mais le diagnostic différentiel ressort principalement de l'absence des signes de l'otite catarrhale et notamment du flux d'oreille.

Pronostic. — Il est grave; car bien que le malade ne soit pas exposé, comme dans les précédentes otites, à des altérations organiques des membranes extérieures de l'oreille, telles qu'épaississement, perforations, adhérences, destruction des osselets, il faut pourtant reconnaître que la phlegmasie rhumatoïde, affectant les tissus fibreux de l'oreille et pouvant s'étendre du tympan au labyrinthe, peut aussi causer des désordres irréparables, si elle n'est traitée à temps et d'une manière convenable. De plus, la récidive est fréquente, et l'ankylose des osselets en est une des terminaisons les plus fréquentes.

Traitement. — 1° *Émissions sanguines.* — La saignée générale et locale est d'une extrême utilité dans l'otite rhumatismale, et ce serait une faute de ne pas l'employer.

Le sang est couenneux et le soulagement éprouvé par le malade est immédiat et vraiment surprenant. Si la douleur, quoique diminuée, persiste encore, quelques sangsues appliquées autour de l'oreille achèveront de la faire disparaître.

2° *Altérants et opiacés.* — Le calomel associé à l'opium en poudre, ou à l'extrait thébaïque, fournit une préparation fort utile pour calmer la douleur, l'éréthisme et les tintements, et même la surdité. Mais ce dernier symptôme est surtout amendé par les fumigations d'acétate d'ammoniaque, dirigées dans l'intérieur de l'oreille au moyen d'un appareil convenable figuré plus loin.

Quant à la manière de faire prendre le calomel et l'opium, voici comment il faut procéder : on fait prendre tous les soirs au malade deux pilules contenant chacune 10 centigr. de calomel et 2 centigr. d'opium, jusqu'à ce que les gencives soient légèrement touchées.

3° La *liqueur de Pearson* m'a aussi donné de bons résultats, dans certaines formes herpétiques.

4° *Purgatifs.* — La résine de scammonée, seule ou associée au jalap, est le purgatif qui m'a le mieux réussi.

5° Les *sudorifiques*, principalement les infusions chaudes de lierre terrestre de tilleul, de gayac, légèrement additionnées d'esprit de Mindérérus, dans la proportion d'une cuillerée à café, pour une tasse d'infusion, prise trois à quatre fois dans la journée.

6° Les *toniques*, principalement l'extrait de quinquina et le sulfate de quinine ; il faut les administrer à l'état de solution, afin d'obtenir un effet plus prompt et plus décisif.

7° Les *injections* sont plus nuisibles qu'utiles. Il en est de même des instillations narcotiques, telles que le laudanum, l'huile de jusquiame, la teinture d'opium, qui ont, dans certains cas, déterminé des symptômes extrêmement graves.

8° Les *fumigations*, au contraire, sont fort utiles, surtout les fumigations aromatiques, celles avec l'acétate neutre d'ammoniaque, l'acide sulfureux.

9° Les *vésicatoires*, soit avec l'emplâtre cantharidé, l'ammoniaque ou l'huile de croton, trouveront aussi leur emploi, surtout au déclin de la période aiguë, et on en peut retirer d'excellents effets.

CHAPITRE IX

DE L'OTITE GOUTTEUSE.

A côté de l'otite rhumatismale nous trouvons l'otite goutteuse ; par otite goutteuse j'entends cette otite particulière qui accompagne l'accès de goutte, le précède souvent et en est parfois la seule manifestation.

Les altérations qu'elle cause, engendrent la surdité par un mécanisme curieux à étudier, la soudure des osselets et leur élimination. C'est là le fait le plus saillant de son histoire.

Tous les goutteux, il est vrai, ne sont point sujets à cette maladie, non plus que les rhumatisants, à l'otite rhumatismale ; et, chose non moins remarquable, les deux otites peuvent se rencontrer chez des sujets qui n'ont jamais été atteints ni de goutte, ni de rhumatisme ; mais, chez un certain nombre de goutteux, on peut constater que l'ouïe se perd à la suite d'un ou plusieurs accès de goutte, et quelques observations positives nous ont permis de constater l'altération caractéristique de la goutte sur les osselets, c'est-à-dire la soudure de leurs articulations au moyen de dépôts tophacés et calcaires, de même qu'à la suite du rhumatisme on trouve la soudure fibreuse de leurs articulations.

Déjà, en 1741, Hoffmeister avait signalé ces curieuses lésions (l'ankylose des osselets) comme une cause fréquente et méconnue de surdité.

Itard en a rapporté une observation en quelques mots [1]. Il avait été consulté une fois pour un goutteux devenu sourd et chez lequel, à la suite d'une violente douleur d'oreille, terminée par un écoulement de quelques jours, il avait retiré sans peine du conduit auditif un cylindre de matière crayeuse, enveloppant un des osselets. Moi-même j'en ai rencontré trois exemples depuis 1856. Tous les trois présentent la plus grande ressemblance entre eux et avec le fait précédent.

Des trois malades l'un avait trente-cinq ans, l'autre quarante-deux, le troisième cinquante.

Ils avaient eu déjà chacun plusieurs accès de goutte au gros orteil et bien caractérisée; en outre, le plus jeune des trois avait un tophus anomal dans le tendon rotulien de chaque côté.

Ce tophus fut reconnu de nature manifestement goutteuse.

Chez tous les trois, l'otite était survenue au déclin de l'accès de goutte, dans le même mois de janvier. Tous trois étaient issus de parents goutteux.

Et c'est à la suite d'une violente douleur d'oreilles, qui

[1] Itard, t. I, p. 343.

avait duré quelques jours, qu'un écoulement s'était manifesté par l'oreille affectée à droite, chez deux de ces malades, à gauche chez le troisième.

Enfin, chose curieuse, c'est pendant qu'on leur pratiquait dans l'oreille malade les injections destinées à médicamenter le tympan, qu'un petit corps dur s'était détaché et avait attiré l'attention, par le bruit qu'il fit, en tombant au fond du vase destiné à recevoir le liquide au sortir de l'oreille.

Ce petit corps dur conservé par les malades, que j'avais d'ailleurs prévenus à ce sujet, me fut présenté presque immédiatement, et je pus reconnaître, dans un cas, le marteau seul, encroûté de matières tophacées et, malgré cela, parfaitement reconnaissable.

Dans les deux autres, le marteau était soudé complétement à l'enclume, au moyen de l'espèce de carapace osseuse que la goutte avait déposée autour d'eux et principalement au niveau de leurs articulations, ainsi que je pus m'en convaincre.

D'ailleurs l'analyse chimique ne laissa aucun doute sur ce sujet, car la matière tophacée détachée des osselets donna toutes les réactions des concrétions habituelles des autres articulations.

La perforation de la membrane du tympan, qui avait donné passage à ces osselets ainsi encroûtés de matière calcaire, se rétrécit peu à peu, mais ne se cicatrisa pas complétement; pourtant les malades entendaient encore de ce côté à cinq et dix centimètres, malgré la chute de deux osselets et la déchirure de la cloison.

C'est donc à l'aide de ces quelques faits seulement que je puis décrire les particularités de cette otite que *j'appelle goutteuse*, parce qu'on l'observe seulement chez les goutteux et, en général, à la suite d'un ou plusieurs accès de goutte.

Nous étudierons donc successivement les causes, les symptômes, le diagnostic, le pronostic et les moyens de traitement, qui sont au nombre de trois : 1° prophylactiques, 2° généraux ou médicaux, 3° chirurgicaux.

Causes. — Les causes prédisposantes ou éloignées sont toutes celles que l'on a décrites comme propres à la goutte, et surtout la diathèse goutteuse, indépendamment des causes tirées des habitudes du sujet, telles que le genre de vie plus ou moins sédentaire, l'oisiveté, la bonne chère, l'abus d'une nourriture trop succulente, de vins généreux, des plaisirs de l'amour : l'hérédité doit aussi être placée en première ligne, car les trois malades chez lesquels j'ai observé l'otite goutteuse, étaient issus de parents goutteux.

Parmi les causes déterminantes, outre l'accès de goutte, qui, dans les cas que j'ai observés, avait précédé immédiatement l'otite, il faut ranger principalement celles tirées des influences atmosphériques, le froid, l'humidité.

Ces différentes causes agissent surtout, en arrêtant, supprimant ou diminuant brusquement la transpiration pulmonaire et cutanée, et favorisant de la sorte les différentes manifestations arthritiques et goutteuses ; il en est de même des excès de table, qui peuvent, chez les sujets prédisposés, déterminer d'emblée un accès de goutte ou une otite goutteuse.

A. Symptômes anatomiques. — Les symptômes anatomiques sont : 1° la rougeur plus ou moins violacée ; 2° la chaleur ; 3° la tuméfaction des membranes ; 4° la suppuration ; 5° la perforation de la cloison tympanique ; 6° la chute d'un ou deux osselets (le marteau et l'enclume) encroûtés de dépôts calcaires ; 7° l'épaississement du tympan et sa transformation cartilagineuse ou osseuse.

Reprenons chacun de ces symptômes isolément :

1° *Rougeur*. — Ce symptôme, commun à toutes les inflammations et par conséquent à toutes les otites, quelle qu'en soit la nature, présente dans l'otite goutteuse ceci de particulier, c'est que les membranes sur lesquelles siége l'inflammation ne présentent point cette rougeur franche, légitime, cet aspect luisant que nous observons, par exemple, dans l'otite catarrhale et phlegmoneuse. Ici, les membranes du conduit, celle du tympan présentent une surface bleuâtre, violacée et tout à fait terne. Cette coloration violacée et bleuâtre peut s'étendre, dans les cas graves, jusqu'au pavillon de l'oreille affectée, et je l'ai vu devenir livide et comme œdémateux, dans un des cas que j'ai observés.

2° Une *chaleur* âcre et mordante accompagne cette rougeur; elle présente ce caractère particulier, d'avoir son maximum le soir et pendant la nuit; elle diminue sensiblement aussitôt que le jour commence à luire, et l'on voit en même temps l'oreille malade se couvrir d'une sueur abondante qui procure un grand soulagement.

3° La *tuméfaction* des membranes affectées est sensible dès le début de la maladie, non-seulement sur le pavillon, sur la membrane du conduit auditif, mais aussi sur la cloison tympanique.

La transparence de cette membrane si ténue disparaît avec rapidité ; elle devient bleuâtre, terne, couleur pierre à fusil ; le manche du marteau lui-même cesse d'être visible, et en même temps des vaisseaux apparaissent, se dirigeant comme dans les autres otites, de la circonférence au centre de la membrane. Ils ont l'apparence radiée et sont fort nombreux.

4° La *suppuration* ne tarde pas à se montrer. Le liquide, muco-purulent d'abord, est sécrété à la surface de la membrane du conduit auditif et de la cloison tympanique. Contrairement à ce qu'on observe dans les affections catarrhales, la matière de l'écoulement ne présente que peu ou point d'odeur ; elle est aussi peu abondante, et, chez les sujets âgés, se borne quelquefois à un léger suintement. Quelques jours après la manifestation de cet écoulement, si l'on vient à examiner attentivement l'organe malade, on peut facilement constater qu'une perforation s'est établie dans la cloison.

5° *Perforation tympanique.* — Le lieu d'élection de cette perforation, dans les trois cas que j'ai observés, était immédiatement au-dessous du manche du marteau. Sa largeur est variable et peut s'étendre de 2 à 4 ou 5 millimètres à peu près. Ce n'est point une déchirure linéaire, comme on le voit dans les perforations qui ont lieu dans l'otite catarrhale simple, pendant les quintes de toux de la coqueluche, mais il y a une véritable perte de substance dans le point indiqué; à travers cette déchirure de la cloison on voit sortir un flux purulent, médiocrement abondant, et venant bien manifestement de la caisse.

6° *Chute d'un ou deux osselets.* — Bientôt le manche du marteau ne tarde pas à s'engager dans la trouée de la membrane tympanique, et, dans les trois cas que j'ai vus, on l'a trouvé un matin dans le pus qui baignait l'oreille : une fois seul et deux fois accompagné de l'enclume, à laquelle il était soudé intimement par des dépôts de matière calcaire et tophacée. Ces petits osselets, quoique complétement recouverts de cette matière, sont encore parfaitement reconnaissables : leur surface et leurs contours sont incrustés de sels terreux, à ce point qu'on ne saurait mieux les comparer qu'à ces curieux objets que l'on a laissés séjourner, pendant un certain temps, dans une fontaine pétrifiante.

La surface des osselets ainsi pétrifiés est en général rugueuse; mais les apophyses du marteau et les jambes de l'enclume présentaient, dans les osselets que j'ai recueillis, de petites rugosités, sortes de stalactites d'un à deux millimètres de longueur, et j'ai même pu faire la remarque suivante, que la portion la plus rugueuse se trouvait à l'extrémité du manche du marteau et dans sa portion adhérente par laquelle a lieu son insertion au tympan. C'est cette extrémité qui irrite, enflamme la cloison et produit la perforation, et détermine l'otite, à la manière d'un véritable corps étranger qu'on aurait enfoncé dans son épaisseur : aussi ai-je vu constamment l'otite marcher rapidement et spontanément vers la résolution, l'écoulement se tarir, aussitôt que l'osselet *perforateur* était tombé.

J'ai dit plus haut que je n'avais rencontré dans le pus que le marteau et l'enclume. — Je n'ai jamais vu l'étrier. — Il est resté en place dans les trois cas qu'il m'a été donné d'observer. C'est ce qui explique pourquoi les malades, quoique privés de deux osselets, le marteau et l'enclume, entendaient encore assez bien, mais à courte portée.

En effet, c'est un fait d'observation et un fait très-commun de voir la membrane du tympan déchirée, même plus ou moins complétement détruite, et les malades conserver encore une ouïe passable, quand l'étrier demeurait à sa place, enclavé dans la fenêtre ovale. Dans ce cas, en effet, le liquide labyrinthique reste intact dans ses canaux, la platine de l'étrier fermant hermétiquement l'issue par laquelle il ne manquerait pas de s'écouler, laissant les extrémités nerveuses à nu et desséchées ; on comprend bien qu'une fois l'étrier tombé, la surdité serait inévitable et complète.

C'est ce qui arrive dans l'otite goutteuse et dans la plupart des otites strumeuses qui détruisent le tympan, un ou deux osselets, mais jamais ou presque jamais l'étrier, soit que son articulation avec la fenêtre ovale, solidement fixée à l'aide d'une membrane fibreuse et élastique, ne se laisse envahir que difficilement par l'inflammation, ou bien que les différentes maladies de l'organe n'atteignent que rarement et plus difficilement les parties profondes et les plus essentielles pour l'accomplissement de la fonction.

7° Une fois, un ou deux des osselets tombés comme je viens de le dire et par le mécanisme indiqué tout à l'heure, le *flux puriforme* diminue et disparaît ; mais la perforation persiste indéfiniment, et quelques moyens que l'on puisse mettre en usage pour chercher à obtenir sa cicatrisation. Ni les injections avec le sulfate de cuivre, ni les attouchements avec la pierre divine, ni le stylet chargé de nitrate d'argent, ne peuvent procurer de résultats satisfaisants.

Une fois, j'ai vu la perforation diminuer à peu près de moitié sous l'influence d'un traitement prolongé, et principalement des eaux minérales ; mais il fallut se tenir pour satisfait de ce demi-succès, et ne pas fatiguer davantage l'oreille par des applications locales irritantes et réellement inutiles.

8° La *transformation* cartilagineuse du tympan, osseuse même, est une complication fréquente dans l'otite des goutteux. Cette transformation cartilagineuse peut être partielle, c'est-à-dire n'envahir qu'une partie de la cloison tympanique ; c'était le cas de deux des malades que j'ai eu à traiter et des deux plus jeunes, l'un âgé de trente-cinq ans, l'autre de quarante ans.

Chez le troisième, âgé de cinquante ans, la membrane, vers sa circonférence, devint d'une dureté vraiment comme pierreuse ; et, chose singulière, malgré cette grave complication, l'ouïe ne devint pas sensiblement plus dure que chez les deux sujets précédents, chez lesquels la cloison présenta seulement l'aspect cartilagineux.

Jamais je n'ai vu les concrétions tophacées du pavillon de l'oreille décrites par MM. R. Todd et Garrod, en Angleterre, et Charcot, en France.

B. Symptômes physiologiques. — Les symptômes physiologiques sont au nombre de cinq : 1° la douleur ; 2° l'éréthisme ; 3° les tintements ; 4° les bourdonnements ; 5° la surdité.

1° La *douleur* est un des premiers symptômes dont le malade ait conscience ; elle se fait sentir en même temps que cette chaleur cuisante sur laquelle j'ai déjà appelé l'attention : elle en suit les diverses phases, soit dans ses paroxysmes ou son déclin.

C'est pendant la nuit que les malades l'éprouvent pour la première fois ; elle est extrêmement aiguë, pongitive, continue, avec des exacerbations ; chez deux malades, elle était assez violente pour leur arracher des cris déchirants. Son siége d'élection est le fond de l'oreille ; aussi voit-on les patients essayer d'introduire l'extrémité de leur doigt dans le conduit auditif, cherchant ainsi, par cette manœuvre, à se procurer quelque soulagement.

Le siége profond qu'occupe la douleur mérite l'attention des praticiens, car il diffère sensiblement dans les autres otites, et c'est là un caractère important.

Dans l'otite catarrhale externe, la douleur se fait sentir au niveau du tragus ; à l'apophyse mastoïde, dans l'otite catarrhale interne ; dans tout le côté correspondant du crâne, dans l'otite labyrinthique, ainsi que Saissy l'a parfaitement indiqué le premier, et même prouvé complétement par des observations consciencieuses faites pendant la vie et après la mort.

Cette douleur a son maximum d'intensité le soir, se prolonge pendant la nuit, se calme vers le matin, en même temps que se manifeste une diaphorèse abondante.

2° Avec cette douleur particulière et vraiment poignante, le malade éprouve une sorte de sensibilité ou d'*éréthisme* de l'oreille qui rend insupportable toute espèce de bruits, même les plus légers.

Ce symptôme ici n'a rien de pathognomonique, puisqu'il existe dans toutes les phlegmasies de l'organe de l'ouïe, aiguës et même chroniques.

3° et 4°. Il en de même des *tintements*, que le malade entend tout à fait au début de l'affection, mais qui se changent bientôt en *bourdonnements* véritables, à mesure que l'inflammation fait des progrès.

5° La *surdité* elle-même est variable, mais présente ceci de particulier, c'est qu'elle n'est jamais considérable, profonde ni complète, malgré l'existence des graves lésions anatomiques que j'ai décrites précédemment.

Diagnostic. — Le diagnostic ressort naturellement de l'exposition des symptômes que nous venons de faire. Et il suffit de constater le développement d'une otite pendant ou après un accès de goutte, pour qu'il soit permis d'en caractériser la nature et l'espèce. Ce point est de la dernière importance et suffit à lui seul pour fixer le diagnostic. D'ailleurs, la présence de tous les signes de l'otite goutteuse et l'absence de ceux qui caractérisent les autres otites, ne laisseront pas subsister le moindre doute dans l'esprit, si parfois l'obscurité de certains symptômes pouvait les faire naître un moment.

Pronostic. — Le pronostic est grave dans tous les cas ; mais cette gravité n'est en quelque sorte que relative, si je viens à la considérer d'après les trois faits observés dans ma pratique.

Dans les trois cas, il y a eu perforation de la membrane du tympan, comme on l'a vu plus haut, chute d'un ou deux osselets ; mais cependant l'ouïe n'a pas été perdue complètement, puisque les malades ont pu entendre la parole sur tous les tons de la conversation, et les battements d'une montre, depuis cinq jusqu'à dix et quinze centimètres.

Une remarque importante, qui vient encore atténuer la gravité du pronostic, c'est qu'une seule oreille a été affectée chez les malades dont j'ai parlé.

Il est évident que je ne puis dire s'il en est toujours ainsi.

C'est à l'avenir seul et aux observations ultérieures, qu'il appartient de décider la question.

On se demandera naturellement, comment la fonction auditive peut persister, quoique diminuée, après une perforation du tympan et la chute d'un ou deux osselets. Ici, l'expérience peut répondre catégoriquement, car ces accidents sont fréquents dans toutes les variétés d'otite et surtout dans les otites strumeuses.

Voici donc ce que l'observation de tous les jours nous apprend dans ces cas : la membrane du tympan peut être perforée plus ou moins largement, même détruite en totalité ou en partie ; le marteau, l'enclume même et l'os lenticulaire, peuvent être tombés et entraînés par la suppuration et les progrès de la maladie abandonnée à elle-même ; tant que l'étrier reste en place, le malade, dont l'oreille a souffert ces graves lésions, entend encore la montre à plusieurs centimètres et la parole même, à condition d'élever un peu la voix.

Il n'y a que les sons graves qui soient perdus pour l'oreille ainsi altérée ; les notes élevées et surtout aiguës, sont encore perçues avec une merveilleuse facilité.

Cette observation importante avait été déjà faite par Itard, qui l'a consignée avec soin dans plusieurs passages de ses écrits, et nous devons avouer que l'expérience de chaque jour, lui a donné une éclatante consécration.

Traitement. — Laissant de côté le traitement de l'accès de fièvre, qui ne doit pas m'occuper ici, je décrirai seulement le traitement de l'otite qui en est l'accompagnement, l'effet ou la complication.

A. Traitement local. — 1° *Émissions sanguines.* — La saignée générale est rarement utile, à moins qu'il n'existe des symptômes réactionnels très-prononcés, tels que fièvre, céphalagie, etc. ; mais les sangsues et surtout les ventouses scarifiées, appliquées à l'apophyse mastoïde, ont la plus heureuse influence pour faire disparaître la douleur et avec une merveilleuse rapidité. Cependant, il faut avouer qu'il est rare qu'une seule application de ventouses suffise ; le plus souvent il en faut deux ou trois et à de courts intervalles, afin d'en retirer tout le soulagement possible.

2° *Scarifications.* — Dans les cas où la membrane du conduit auditif est tuméfiée, d'une coloration rouge, livide, des scarifications hardiment faites avec un petit ténotôme sur les grosses veines du pavillon de l'oreille, et même sur les tissus gonflés du conduit auditif, procurent une amélioration vraiment surprenante et instantanée.

Une précaution doit être indiquée ici, lorsqu'on veut pratiquer les scarifications dans le conduit auditif : afin d'éviter que le sang ne tombe et ne se coagule vers le fond du conduit et sur la cloison tympanique, il faut avoir soin de porter mollement, et avec une grande douceur, une ou deux petites boulettes de coton jusque sur la membrane tympanique avant de scarifier ; puis on engage le malade à tenir la tête légèrement inclinée, et autant que possible au-dessus d'un vase duquel se dégage une abondante fumigation d'eau tiède.

Ces précautions prises, on peut procéder aux scarifications : une ou deux incisions suffisent ; elles doivent être faites dans le sens longitudinal et avoir de 10 à 15 millimètres d'étendue.

3° Les *fumigations* trouvent encore leur utilité, ainsi que de grands cataplasmes de farine de lin bien chauds que l'on tient appliqués nuit et jour sur l'oreille malade.

4° *Instillations.* — Il faut être très-réservé au sujet des instillations quelconques que l'on pourrait être tenté de faire dans l'oreille, soit pour calmer la douleur, soit pour médicamenter la membrane du tympan perforée.

On devra se guider, dans tous les cas, d'après les principes qui ont été exposés dans les considérations générales relatives aux otites. Il faut surtout proscrire le laudanum et les liqueurs opiacées.

5° Quant à la perforation du tympan, si l'on n'a pu la prévenir, ou, ce qui est le plus fréquent, si l'on est appelé quand elle est accomplie, quand les osselets sont tombés, deux cas peuvent se présenter :

a. Si l'inflammation n'est pas tout à fait éteinte, qu'il y ait encore de la douleur, de la chaleur, du gonflement, il faut combattre ces symptômes avec les moyens indiqués plus haut.

b. Si la période aiguë est passée, on devra sans retard s'occuper du traitement local de la perforation. Les injections seront rigoureusement proscrites, à moins qu'un flux copieux d'humeur ne les rende nécessaires pour nettoyer les bords de l'oreille. Dans les autres cas, elles sont inutiles et dangereuses ; les bords de la perforation seront touchés tous les deux ou trois jours avec un petit fragment de sulfate de cuivre, et mieux, de pierre divine.

Mais la préparation qui m'a été la plus utile dans les trois cas que j'ai eu à traiter est la mixture suivante, que je portais, à l'aide d'un petit pinceau, sur la membrane altérée :

Prenez :	Tannin.	1 gramme.
	Gomme.	2 grammes.
	Eau.	5 grammes.

Mêlez.

6° *Révulsifs.* — Les vésicatoires, les cautères n'ont pas une grande utilité dans cette otite, et si je les ai employés, c'est pour en recommander la parfaite inutilité.

B. Traitement général. — 1° *Vomitifs.* — Un ou deux vomitifs peuvent être indiqués au début, quand la langue est jaune, saburrale, qu'il y a de la fièvre, etc.

2° J'en dirai autant des *purgatifs* : la scammonée, le jalap, le calomel sont les substances qui m'ont donné les meilleurs résultats.

3° Les *sudorifiques* doivent être employés dans tous les cas, surtout quand on a débarrassé les premières voies au moyen d'un vomitif et d'un purgatif convenablement administrés.

Les préparations sudorifiques qui m'ont paru les plus favorables sont les infusions aqueuses, chaudes, abondantes, de feuilles d'oranger, de lierre terrestre, additionnées d'esprit de Mindérérus à la dose d'une petite cuillerée à café pour chaque tasse d'infusion, prise d'heure en heure.

La poudre de Dower, donnée le soir à la dose de 50 centigrammes à 1 gramme, est aussi avantageuse ; ou bien une ou deux pilules d'extrait thébaïque de 2 centigrammes, mêlées à 5 ou 10 centigrammes de protochlorure de mercure, pourront aider la préparation précédente ou la remplacer selon les cas et les différentes indications, surtout pour calmer la douleur.

4° Quant aux préparations qui ont la réputation d'être *spécifiques* contre la goutte, telles que les teintures de semences ou de bulbes de colchique, etc., il faut en user avec la plus grande réserve, à cause des métastases qu'elles peuvent occasionner sans offrir, en définitive, des avantages qui puissent en compenser les dangers.

C'est surtout dans les moyens hygiéniques, le régime, le changement d'habitudes et la fréquentation des eaux minérales, que l'on trouvera les meilleurs moyens de traitement curatif et surtout prophylactique.

CONCRÉTIONS TOPHACÉES DE L'OREILLE EXTERNE CHEZ LES GOUTTEUX[1].

Quoique je n'aie jamais observé de concrétions tophacées sur le pavillon de l'oreille des goutteux, je crois devoir ce-

[1] *Gazette des hôpitaux*, 8 septembre, 1860.

pendant, pour compléter le précédent chapitre, mettre sous les yeux du lecteur une note sur ce sujet, qui a été publiée dans la *Gazette des Hôpitaux* il y a quelques années :

Depuis qu'avec le concours de la chimie et de la micrographie on a mieux déterminé la nature de l'altération primitive du sang, qui tient sous sa dépendance les diverses lésions secondaires de la goutte, et assigné le rôle que joue l'excès d'acide urique dans la production des dépôts tophacés qui en constituent le caractère principal, l'étude de ces productions pathologiques a pris un intérêt nouveau. Jusqu'ici, on n'avait guère constaté l'existence des dépôts tophacés qu'autour et dans le voisinage des articulations, dans le tissu cellulaire qui environne les ligaments des articulations, sur les tendons et leurs gaînes, au-dessus des capsules articulaires, dans les bourses muqueuses qui communiquent avec les synoviales.

Mais depuis qu'il a été établi que ces lésions ont leur source dans l'excès d'acide urique que contient le sang des goutteux, il était théoriquement probable qu'on devrait rencontrer en plus ou moins grande quantité de pareils dépôts partout où le sang transporte ce résidu peu soluble, c'est-à-dire à peu près dans tous les organes et dans tous les tissus. Des recherches faites dans cette direction, durant ces dernières années, ont déjà conduit à quelques résultats qui tendent à confirmer à cet égard les prévisions de la théorie.

Quelques médecins, notamment M. Fauconneau-Dufresne, en France, M. Todd, en Angleterre, avaient déjà remarqué l'existence de concrétions particulières sur le pavillon de l'oreille chez des goutteux. M. Garrod en a fait tout récemment l'objet d'une étude particulière dont il a consigné les résultats dans les recueils scientifiques anglais et dans un ouvrage qu'il vient de publier sur la goutte.

Le nombre des concrétions dont il s'agit est variable ; on en rencontre tantôt une ou deux seulement, tantôt jusqu'à huit ou dix sur la même oreille. Elles peuvent n'exister que sur une seule oreille, ou occuper, au contraire, les deux oreilles d'un même sujet. Ce dernier cas lui a paru être le plus rare. Le siége de prédilection de ces concrétions est la partie supérieure de la rainure de l'hélix ; mais on les observe assez fréquemment sur l'hélix lui-même ou sur son bord tranchant, et enfin sur l'anthélix. Elles constituaient chez un malade trois petites tumeurs arrondies ayant environ le volume d'un pois (le plus souvent elles sont à peine grosses comme une tête d'épingle ou un grain de millet). Deux de ces tumeurs occupaient l'extrémité inférieure de l'anthélix; la troisième, un peu plus volumineuse que les autres, était située sur le rebord obtus qui limite en arrière la cavité de la conque et fait légèrement saillie dans cette cavité.

Ces concrétions se présentent sous deux formes principales. Dans une première forme, elles constituent de petites tumeurs sous-cutanées hémisphériques, plus ou moins régulières et plus ou moins saillantes, mobiles avec la peau ou adhérentes au cartilage sous-jacent; parfois obscurément fluctuentes, elles ont d'autres fois une consistance comme pierreuse. La peau qui les recouvre a parfois conservé sa coloration naturelle; d'autres fois, au contraire, elle laisse voir par transparence la substance d'un blanc mat qui les compose. La seconde forme consiste en petites plaques arrondies qui semblent faire corps avec le tégument externe; la matière d'aspect crayeux qui les compose est à nu ou recouverte seulement par une mince couche épidermique.

La matière tophacée, extraite par simple grattage ou à l'aide d'une légère incision, suivant que les concrétions sont superficiellement ou profondément situées, est demi-liquide ou de consistance caséeuse; d'autres fois, elle offre la dureté de la craie. Vue au microscope, elle paraît quelquefois composée d'une infinité d'aiguilles cristallines, principalement lorsque le dépôt est mou et de formation récente; mais le plus souvent elle se présente sous l'aspect d'une poudre amorphe. Cette substance ne diffère d'ailleurs en rien, par aucun caractère essentiel, de celle qui constitue les tophus goutteux articulaires; comme celle de ces dernières, elle se dissout avec effervescence par l'acide acétique concentré, et donne lieu à la formation de cristaux d'acide urique.

C'est le plus ordinairement à la suite d'un accès de goutte articulaire intense ou de longue durée que se produisent les concrétions de l'oreille. Leur formation n'est, en général, accompagnée d'aucun symptôme particulier, et les malades les portent quelquefois depuis longtemps sans les avoir remarquées. Cependant elles donnent lieu parfois, de temps à autre, principalement au moment où les accès articulaires se déclarent, à un sentiment de gêne et de picotement, ou même à une douleur plus ou moins vive; quelquefois, dans ce cas, les vaisseaux qui les avoisinent se dilatent et se multiplient.

Après une durée variable de plusieurs mois ou même de plusieurs années sans avoir subi de modification appréciable, on voit parfois les dépôts tophacés de l'oreille diminuer de volume et s'effacer peu à peu complétement. Quelquefois, à mesure qu'ils disparaissent de l'oreille, on en voit de nouveaux se former sur un autre point. Il n'est pas rare, toutefois, de les voir disparaître en masse, soit sous l'influence d'une inflammation plus ou moins vive du voisinage, soit même sans l'intervention d'aucun travail inflammatoire.

Tel a été le cas d'un goutteux qui portait depuis plusieurs mois sur l'hélix de l'oreille droite une concrétion superficielle, plate, arrondie, ayant 2 millimètres de diamètre environ, d'un blanc mat, paraissant faire corps avec la peau, et recouverte seulement par une mince couche d'épiderme; très-adhérente lorsqu'on l'aperçut pour la première fois, cette concrétion se détacha peu à peu, d'abord par un coin de la circonférence, puis par les parties profondes, et devint tout à fait mobile; puis elle tomba un jour sans que le malade s'en aperçût, et sans qu'on eût jamais constaté le moindre indice d'inflammation. Une petite perte de substance en forme de fossette, et représentant en quelque sorte le moule externe de la concrétion, marqua pendant longtemps le lieu où elle avait existé.

Quelle est la valeur clinique de ce phénomène, qui paraissait avoir échappé jusqu'à ces derniers temps à l'attention des observateurs? D'après les recherches de M. Garrod, les concrétions tophacées de l'oreille externe seraient, de tous les dépôts goutteux situés superficiellement et dont l'existence peut être directement reconnue pendant la vie, ceux qu'on observe le plus fréquemment. Lorsque, dit cet observateur, sur un point du corps, au voisinage des jointures, par exemple, il existe de semblables dépôts, on en rencontre en même temps, du moins le plus communément, sur l'oreille. De plus, l'oreille peut en présenter un ou plusieurs, alors qu'il n'en existe point ailleurs Cette opinion de M. Garrod se fonde sur les résultats statistiques suivants :

Chez trente-sept goutteux objets de cette recherche, on rencontra dix-sept fois des concrétions d'urate de soude; elles faisaient défaut dans les vingt autres cas. Sur les dix-sept cas où les concrétions existaient, elles siégeaient sept fois sur l'oreille seulement, neuf fois sur l'oreille et au voisinage des jointures en même temps; enfin, dans un seul cas, on en trouvait au voisinage des jointures, bien que l'oreille n'en présentât pas de traces. Les sujets chez lesquels on rencontra des dépôts tophacés sur l'oreille externe, sans qu'il en existât au voisinage des jointures, avaient tous éprouvé et éprouvèrent par la suite un ou plusieurs accès arthritiques bien caractérisés; chez plusieurs d'entre eux, le sang et l'urine furent soumis à l'examen chimique, et l'on s'assura que ces liquides renfermaient de l'acide urique en excès. Enfin, chez deux de ces individus qui succombèrent, bien que pendant la vie les jointures ne fussent point déformées, on trouva les cartilages d'encroûtement de plusieurs articulations chargés de dépôts d'urate de soude.

On voit par là que la constatation des dépôts tophacés de l'oreille externe et des pertes de substance ou cicatrices qu'elles laissent après elles lorsqu'elles se sont détachées spontanément, peuvent, dans certains cas difficiles et embarrassants, fournir des éléments utiles au diagnostic.

CHAPITRE X

DE L'OTITE SYPHILITIQUE.

Par otite syphilitique j'entends l'inflammation spécifique des différentes membranes de l'oreille, que cette inflammation se soit développée sous l'influence de la blennorrhagie, ou qu'elle soit produite par les accidents secondaires et même tertiaires de la vérole. Il faut cependant avouer hautement que la syphilis n'a pas une même prédilection pour toutes les membranes qui entrent dans la composition de l'appareil de l'ouïe; celles qui sont le plus souvent atteintes sont : 1° la membrane du tympan; 2° la membrane muqueuse de la caisse et de la trompe; 3° celle du conduit auditif; 4° le périoste, les osselets et les os du rocher.

On s'étonnera peut-être de voir ici rangée la blennorrhagie au nombre des manifestations de la vérole; aussi dois-je déclarer qu'à ce sujet ma conviction est positive, et que j'ai observé plusieurs faits de vérole, à la suite de la blennorrhagie, qui ne laissent pas le moindre doute à cet égard dans mon esprit.

Cette opinion, professée depuis longtemps par Swediaur, Hunter, MM. Lagneau, Cullerier (Michel), vient d'être confirmée par M. Bazin, dans son traité de la scrofule.

Les faits cliniques paraissent, en effet, mettre en évidence de plus en plus cette vérité, qu'il n'est pas nécessaire d'admettre un chancre du canal, larvé ou autre, pour reconnaître qu'une simple blennorrhagie, virulente assurément, peut comme le chancre et au même titre, donner lieu, dans un temps déterminé à toute le cortége des accidents syphilitiques constitutionels secondaires et même tertiaires. Plaques muqueuses, syphilides, iritis, otite, indurations fibreuses, exostoses, carie, nécroses, etc.

De même que les autres affections syphilitiques secondaires, l'otite syphilitique a une marche insidieuse à son début : mais les symptômes deviennent bientôt alarmants, et elle peut exercer dans un temps fort court des désordres graves, et quelquefois une destruction rapide et étendue des membranes qu'elle atteint. Abandonnée à elle-même, elle ne manque pas de désorganiser toutes les parties constituantes de l'oreille, en commençant par celle du tympan et en étendant son influence destructive à la chaîne des osselets [1], aux fenêtres, etc., aux os du rocher, et même au cerveau.

Symptômes anatomiques et physiologiques. — Les signes diagnostiques généraux, que nous avons longuement exposés en traitant de l'otite en général, sont le plus souvent bien marqués dans l'otite syphilitique, mais il est important de savoir que dans la période de début, ils sont quelquefois très-légers. De là une différence entre cette otite et l'otite rhumatismale ; cette dernière, en raison de la nature externe et de l'instantanéité d'action de la cause qui la produit, est en général caractérisée dès son apparition par des signes faciles

[1] Voir le chapitre de l'ankylose.

à reconnaître. D'un autre côté, dans l'otite syphilitique, la rougeur est parfois assez longtemps disséminée et les changements dans l'aspect de la membrane du tympan sont très-légers. Ce caractère insidieux de l'otite syphilitique à son début nous démontre la nécessité, dans les cas douteux, d'examiner avec attention l'état de la peau, de la gorge, et de s'enquérir, avec tout le soin possible, des antécédents syphilitiques du malade.

Il est rare qu'on ne trouve pas les restes d'une éruption syphilitique ou d'une affection de la gorge de même nature, coïncidant avec l'otite syphilitique [1].

Dans un grand nombre de cas, cette otite se montre en même temps que des symptômes secondaires dans divers tissus du corps; rarement on la rencontre avec des symptômes primitifs, et, dans tous les cas, l'histoire de la santé du malade jette sur l'affection de l'oreille une lumière qui fait connaître la nature spécifique de la maladie et peut prévenir les conséquences fâcheuses d'une erreur de diagnostic.

Je ne décrirai point de nouveau la rougeur, le changement de couleur, l'épanchement de lymphe plastique, les perforations ou la destruction plus ou moins complète de la membrane, l'écoulement puriforme que l'on observe dans tous les cas, avec la tuméfaction, l'épaississement, le ramollissement ou l'induration des tissus envahis par la maladie. Dans tous ces symptômes, de même que dans la surdité, la douleur, les bourdonnements, il n'y a rien, à mon avis, qui soit un signe réellement diagnostique ou pathognomonique.

C'est surtout dans les antécédents du malade, dans les manifestations syphilitiques antérieures ou concomitantes, qu'il faut trouver la meilleure preuve du caractère syphilitique de l'otite pour laquelle on réclame nos soins. Ainsi par exemple, l'otite scrofuleuse, décrite précédemment, a la plus

1. Voyez mon *Traité pratique des maladies de l'oreille*, Obs. 127, p. 400

grande analogie avec l'otite syphilitique, sous le rapport des symptômes anatomiques, et cependant le traitement est bien différent. L'histoire antérieure et présente du malade peut donc seule lever tous les doutes à cet égard et vaincre les difficultés du diagnostic différentiel.

J'ai observé plusieurs fois à la surface de la membrane du tympan de petites papules ou excroissances, qui du reste sont très-variables : évidemment, ce sont des pustules ou de petits abcès, que l'on ne rencontre que dans les otites de nature syphilitique ou scrofuleuse, et qui sont généralement accompagnés ou précédés par une éruption syphilitique à la surface du corps : de même que les phlyctènes que l'on rencontre dans l'otite scrofuleuse sont presque toujours accompagnés d'une éruption eczémateuse ou impétigineuse, aux lèvres, au nez, à la tête des sujets qui sont atteints de cette espèce d'otite. A leur apparition, ces pustules sont d'un brun foncé, de la dimension d'un grain de millet ; elles sont le plus souvent solitaires, et affectent de préférence la circonférence de la cloison tympanique. Leur teinte devient bientôt jaunâtre ; leur surface acuminée fait saillie au fond du conduit auditif ; à la fin, elles se rompent, et on en voit sortir une matière purulente, striée de sang, et une perforation du tympan est le résultat de l'évacuation de cette matière. Si cette perforation est petite, les bords se rapprochent, deviennent granuleux, et, sous l'influence d'un traitement convenable, une cicatrice peut se former. Mais si la perforation dépasse en largeur 2, 3, 4 millimètres, quoi qu'on fasse, il est à craindre qu'elle ne persiste indéfiniment, et il faut en avertir le malade, pour qu'il prenne résolûment son parti.

Quand les pustules occupent le centre du tympan, la perforation, si elle a lieu, entraîne nécessairement la chute du marteau, qui peut être entraîné par la suppuration, seul ou avec l'enclume, l'étrier restant en place, grâce à la disposition anatomique spéciale qui fixe sa platine au pourtour de la fenêtre ovale.

Ces accidents de l'otite syphilitique avaient été déjà observés par d'anciens auteurs, par Ambroise Paré, qui avait vu des vérolés perdre l'ouïe par suite d'un écoulement; par Leschevin, qui rapporte aussi deux faits semblables [1].

Les terminaisons de la maladie, si elle n'est point enrayée de bonne heure dans sa marche par l'emploi du mercure, sont toutes celles dont j'ai parlé en décrivant la troisième période des symptômes des otites : c'est-à-dire l'épaississement ou les adhérences de la membrane du tympan, sa perforation persistante, sa destruction avec chute des osselets, une surdité plus ou moins prononcée et rebelle, etc. Contrairement à ce qui a lieu dans l'otite rhumatismale négligée, ici, l'inflammation ne s'use point d'elle-même dans l'otite syphilitique et n'aboutit point simplement à la perte de l'ouïe, mais elle se propage d'un des tissus de l'oreille à un autre, jusqu'à ce que la totalité de l'organe soit enveloppée dans un travail de désorganisation qui laisse à peine quelques traces de la structure première.

Je dois, en terminant ce paragraphe, appeler l'attention d'une manière particulière sur la douleur dont l'intensité est considérable dans l'oreille, la tempe et toute l'étendue du crâne; je dois encore ajouter qu'elle s'exaspère beaucoup pendant la nuit, dernier trait de ressemblance avec les douleurs syphilitiques qui ont leur siége dans les os.

Symptômes généraux ou constitutionnels. Cette otite est généralement accompagnée de signes très-évidents de cachexie syphilitique; le pouls est fréquent, les forces générales diminuées, l'appétit perdu, le visage pâle ou altéré et la peau couverte, surtout pendant la nuit, d'une sueur visqueuse. Si l'otite syphilitique est longtemps négligée et accompagnée

[1] *Mémoires de l'Académie de chirurgie*, 1764.

d'une douleur nocturne violente, le malade devient émacié et s'affaiblit considérablement. Les symptômes syphilitiques secondaires, avec lesquels j'ai vu le plus souvent l'otite syphilitique associée, sont, en première ligne, les éruptions pustuleuse, papuleuse et squammeuse de la face, du tronc et du cuir chevelu, avec des plaques muqueuses à la gorge, dans le larynx et jusqu'à l'orifice des trompes d'Eustache.

J'ai vu aussi des pustules d'ecthyma syphilitique sur le pavillon de l'oreille et à l'entrée même du conduit auditif, en même temps que sur d'autres parties du corps.

J'ai observé plusieurs fois l'iritis syphilitique sur le même malade atteint d'otite spécifique; le même traitement général et quelques modifications dans le traitement local menaient à bonne fin et en même temps les deux affections. L'otite pourtant en général était plus tenace, les altérations qui la constituent plus difficiles à guérir et les désordres du tympan plus irréparables que ceux de l'iris, quand l'art intervenait tardivement, même avec toutes les ressources de la thérapeutique.

Causes déterminantes. L'exposition au froid paraît être la cause la plus fréquente qui détermine l'explosion de cette otite. Toutefois, il faut reconnaître que cette maladie est incontestablement un effet de l'infection de l'économie par la vérole, et qu'elle débute dans beaucoup de cas sans cause excitante appréciable.

La cause la plus légère, par exemple l'exposition à un courant d'air, un refroidissement subit, le corps étant en sueur, semblent concourir, dans d'autres cas, à la manifestation rapide de la maladie qui, par conséquent, peut être regardée, au moins dans ces circonstances, comme l'effet de certaines causes externes agissant sur une constitution imprégnée d'un poison morbide.

Récidives. Les récidives de cette otite sont très-fréquentes, même quand elle s'est terminée d'une manière favorable, sous l'influence d'un traitement bien dirigé. Seulement l'oreille reste longtemps d'une sensibilité exquise au froid, à l'humidité. Les plus grandes précautions devront être prises par le malade et pendant fort longtemps.

TRAITEMENT. — 1° *Émissions sanguines*. Au début de la période aiguë, si la douleur est vive, il faudra commencer le traitement par l'application de sangsues au niveau du tragus. S'il y a de la fièvre, de la céphalalgie, la saignée du bras est indispensable. Le sang est toujours couenneux.

2° Les *cataplasmes*, les *fumigations* trouveront aussi leur utile emploi, ainsi que les frictions autour de l'oreille, avec l'*onguent napolitain* opiacé.

3° *Mercure*. C'est sur ce médicament que nous fondons nos principales espérances pour arrêter les progrès de l'inflammation syphilitique de l'oreille.

L'union du calomel avec l'opium est la meilleure préparation à mettre en usage dans cette maladie, et la formule suivante m'a rendu les plus grands services :

Prenez : Calomélas. . . . . 0,50 centigrammes.
Opium pulvérisé. . . . . . . 0,10 —
Mêlez et faites, selon l'ordonnance, trois pilules à prendre, une le matin, une à midi, l'autre le soir.

Il faut continuer ainsi jusqu'à ce que les gencives soient touchées et que l'haleine commence à devenir mercurielle.

Alors on ne donne plus que deux pilules par jour, puis une le soir, et l'on a soin de s'arrêter avant que la salivation ne soit déclarée, ce qui est fort inutile.

C'est ainsi qu'il faut procéder dans les cas graves, quand il faut arrêter à l'instant même les progrès de l'otite et prévenir les altérations des membranes que j'ai fait connaître plus haut.

J'ai administré aussi le mercure sous la forme de liqueur

de Van Swieten, de proto-iodure, etc.; mais, dans les cas urgents, on ne peut s'en rapporter à la lenteur de ces préparations et il faut administrer d'emblée le calomel associé à l'opium, ainsi que je l'ai déjà dit. Seulement une fois les accidents aigus passés et les dangers conjurés, comme il faut continuer longtemps l'emploi du mercure, d'abord pour que l'otite soit définitivement enrayée et ses effets dissipés et que la syphilis constitutionnelle soit entièrement guérie, on pourra choisir pour atteindre ce but, ou la liqueur de Van Swieten, ou les pilules de proto-iodure d'hydrargyre.

4° Quant au traitement local de l'oreille malade, on ne saurait y apporter trop de soins.

La membrane du tympan sera explorée chaque jour à l'aide du spéculum, du réflecteur, et en usant de la plus grande douceur. Si l'on est appelé tout à fait au début de l'otite, une fois sa nature reconnue et les mercuriaux administrés, la plus grande surveillance devra être exercée sur la membrane du tympan, afin de prévenir la formation des pustules : on devra donc, dans ce but, badigeonner cette cloison plusieurs fois par jour avec un petit pinceau en poil de chameau, trempé dans la mixture suivante que l'on aura fait tiédir avant de s'en servir.

Prenez :	Eau distillée.	250 grammes.
	Sublimé.	0,05 centig.

Ce même traitement est encore applicable quand les pustules sont développées à la surface de la membrane; mais, une fois ouvertes, il faudra toucher la surface ulcérée; ou bien les bords de la perforation qui les remplace, soit avec un crayon de sulfate de cuivre taillé en pointe effilée, soit avec la solution suivante, portée à l'aide d'un pinceau :

Prenez :	Eau de roses.	30 grammes.
	Pierre divine.	1 —

5° Dans le cas de suppuration, l'oreille sera nettoyée fréquemment; l'entrée du conduit auditif fermée avec une petite boulette de coton, et l'oreille tenue très-chaudement.

6° Vers la fin de l'otite et seulement à ce moment, une sonde en gomme sera passée dans la trompe d'Eustache et quelques insufflations d'air chaud ou imprégné de vapeur aromatique seront pratiquées de temps en temps.

7° Enfin, dans la période chronique, pour combattre l'épaississement persistant des membranes, des fumigations de cinabre seront reçues dans l'oreille externe tous les deux jours et ensuite à des intervalles plus rapprochés.

8° Comme adjuvants utiles au traitement, j'ai employé avec succès la tisane de Feltz, celle de Pollini, les bains de sublimé, etc.

9° En ce qui concerne le régime, il doit être ténu et lacté dans la période aiguë; moins débilitant quand les symptômes graves ont disparu. Cependant le malade devra pendant longtemps user avec une extrême modération des viandes rôties et des boissons fermentées. Le tabac sous toutes les formes sera proscrit.

CHAPITRE XI

DE L'OTITE DES FUMEURS, DES PRISEURS, DES BUVEURS ET DE LA SURDITÉ GRAVE QUI EN EST LA SUITE FRÉQUENTE.

On rencontre assez souvent, chez les fumeurs et les buveurs, même chez ceux qui prisent ou chiquent le tabac, une otite particulière et dont la gravité se révèle dans un bref délai par une surdité rebelle et souvent irremédiable.

Cette otite, à vrai dire, s'annonce par des caractères insidieux et qui peuvent facilement tromper un observateur même attentif et expérimenté.

Ainsi, dans cette otite on ne trouve ni un écoulement puriforme du conduit auditif, ni une accumulation de mucosités dans les trompes ou l'oreille moyenne, ni un épaississement des membranes de l'oreille, et notamment de celle du tympan.

Cette otite est liée à cet état morbide de la constitution que produit l'action longtemps prolongée des substances délétères, et en particulier du tabac et de l'alcool, surtout chez les jeunes gens et même les personnes plus avancées en âge. Une sorte d'engourdissement ou de torpeur dans l'oreille, avec un sentiment particulier de refroidissement dans le même organe, mais jamais de douleur; une absence de cérumen dans le conduit auditif, une disposition tout à fait normale de la cloison et des osselets, nulle vascularisation pathologique des membranes; ajoutez encore une sécheresse extrême du pharynx, des fosses nasales, des trompes et de l'oreille moyenne, tels sont les principaux symptômes qui caractérisent cette singulière affection d'une manière toute spéciale.

Il est rare qu'une seule oreille soit malade ; plus souvent les deux oreilles sont affectées en même temps. Seulement, il y en a toujours une qui a été malade la première et qui est plus sourde que l'autre.

Sans être très-prononcée au début, la surdité ne laisse pas que d'être fort gênante et augmente rapidement. Les bourdonnements existent presque toujours dans la première période de la maladie, et leur timbre particulier tient du sifflement.

Autrefois, cette otite des buveurs, des priseurs et fumeurs était confondue avec ces surdités appelées *nerveuses*, parce que la cause restait inconnue. J'ai moi-même commis cette méprise plus d'une fois et pendant longtemps ; à vrai dire, l'erreur est d'autant plus difficile à éviter que les symptômes anatomiques et physiologiques ayant une grande ressemblance, tout le diagnostic différentiel repose sur la connaissance de la cause (*l'alcoolisme chronique*, l'usage immodéré *du tabac*) ; et, en second lieu, sur la marche de la maladie et aussi sur certains symptômes subjectifs qui ne laissent pas que d'être insidieux dans un grand nombre de cas.

Pourtant, en interrogeant avec soin les commémoratifs, on arrive à un diagnostic exact, dans les premiers temps surtout de l'affection, et on peut même être utile au malade si l'on peut intervenir avant qu'il ne soit entré dans la troisième période, que j'appelle paralytique.

C'est là ce que je vais chercher à démontrer par les considérations suivantes.

L'expérience enseigne qu'on peut admettre trois périodes dans la marche de cette affection.

La première, ou période d'excitation (*éréthisme, intolérance pour le bruit, bourdonnements à timbre aigu*, ou plutôt *sifflements*).

La deuxième période est la période que j'appelle période de *dépression*.

Le malade recherche les bruits, les sons aigus. Les bourdonnements ont disparu, ou bien sont intermittents, fugitifs, comme un écho lointain et très-affaibli de ce qu'ils étaient à la première période.

La troisième période est invariablement caractérisée par la paralysie du nerf auditif.

C'est la période que j'appelle *paralytique*.

Symptômes de la première période. — Le malade habitué depuis longtemps à l'usage immodéré du tabac et des alcooliques, sous quelque forme qu'il les ingère, habitué parfois aussi à la fréquentation des estaminets, éprouve en général, tout à coup et pendant la nuit, un sifflement dans les deux oreilles, intermittent et comparable à un tintement métallique.

Ce bruit morbide diminue pendant le jour, augmente après les repas, surtout après le repas du soir, et se continue jusqu'au matin sans interruption; en même temps, les bruits les plus légers sont douloureux à l'oreille. La conversation à voix modérée est aussi très-fatigante, et le malade se bouche à chaque instant les oreilles avec les doigts ou du coton, non-seulement dans la rue, mais chez lui, dans un salon, au milieu de ses familiers, dont les voix, avec leurs timbres variés, lui étaient connues depuis longtemps.

Cette période peut durer quelques jours, quelques semaines, un ou deux mois au plus, rarement au delà; elle est alors remplacée par la deuxième période, dite de *dépression*.

Symptômes de la deuxième période. — Cette période commence en général par un sentiment d'amélioration apparente dont le malade se réjouit; ainsi les bourdonnements diminuent d'une manière sensible ou même disparaissent entièrement; l'intolérance pour le bruit et les sons aigus a également cessé pour faire place à un état opposé; par exemple, le patient recherche les grands bruits, les conversations bruyantes, il se plaint qu'on lui parle trop bas; mais ce calme trompeur ne dure que peu de temps, et la dernière phase de la maladie va se montrer dans un bref délai et parfois subitement. Dans le court espace d'une nuit, le malade est devenu complétement sourd, au grand étonnement de ses proches et de ceux qui l'entourent.

Symptômes de la troisième période. — Cette troisième période, que j'appelle période *paralytique* ou de *paralysie*, est la plus longue et la plus cruelle des trois périodes; car, à l'exception de quelques cas heureux, dans lesquels l'art intervient à temps et procure une certaine amélioration momentanée ou durable, la surdité persiste indéfiniment jusqu'à la mort et se joue de tous nos moyens.

Le phénomène le plus saillant de cette troisième période de l'otite des fumeurs, priseurs, buveurs, est l'abolition plus ou moins entière du sens de l'ouïe.

Comme le plus souvent les deux oreilles sont affectées ensemble, la surdité est parfois complète, et les deux nerfs acoustiques sont également atteints de paralysie presque au même degré et à peu près en même temps. Cependant il est rare qu'une des deux oreilles ne soit pas un peu moins affectée que celle du côté opposé ; ce qu'il est facile de constater soit avec le diapason promené sur le crâne, soit avec la montre tout simplement ; mais quoiqu'un des nerfs acoustiques paraisse plus profondément lésé que son congénère, l'affection n'en est pas moins pour cela aussi grave d'un côté que de l'autre ; car s'il est vrai de dire que le malade peut encore percevoir soit les battements d'une grosse montre appuyée sur l'oreille, soit le diapason fortement appliqué sur la tempe, toute conversation n'en est pas moins impossible, et le pauvre malade est tout à fait inhabile à entendre la parole articulée.

D'ailleurs l'expérience a encore prouvé que la surdité ne tarde pas à devenir complète, et même d'autant plus vite qu'un traitement mal conçu est suivi avec plus de persévérance.

Dans cette période extrême, le malade présente un de ces cas auxquels j'ai appliqué depuis longtemps l'épithète singulière en apparence, mais au fond très-exacte, de *noli me tangere*, voulant désigner par cette appellation les dangers d'une médication active dans une circonstance aussi désespérée ; car tout le monde comprendra facilement qu'il est inutile de rendre un malade plus sourd par une tentative de traitement et de compromettre ainsi l'art et la science aux yeux des gens du monde, déjà trop disposés à nous accuser d'impéritie, même quand nous remplissons vis-à-vis d'eux un triste devoir.

Causes. — Cette affection est invariablement causée par cet état morbide de la constitution que produit l'action longtemps prolongée des substances délétères, et en particulier du tabac et de l'alcool, sous quelque forme que ces deux poisons soient introduits dans notre économie.

C'est là un fait d'observation qui se trouve confirmé par l'expérience de chaque jour et qui nous dispense de tout commentaire à ce sujet.

Diagnostic. — Le diagnostic ressort tout naturellement de l'exposition des symptômes faite précédemment ; rappelons encore cependant que les symptômes anatomiques sont négatifs, c'est-à-dire que les membranes de l'oreille, appréciables à nos moyens actuels d'investigation, ne présentent aucune lésion apparente ou réelle ; seulement, si l'on vient à explorer la gorge et le pharynx, on constate que les amygdales sont en général petites ; de plus, une rougeur violacée de l'isthme du gosier et, comme incrustés dans le tissu muqueux, une quantité innombrable de petits points rouges, granuleux, qui donnent aux membranes l'aspect caractéristique du chagrin. Les fosses nasales présentent le même aspect dans toute leur étendue. Maintenant, si l'on vient à engager le malade à faire une forte expiration, le nez et la bouche fermés, et que le chirurgien applique son oreille contre celle du patient, on entend manifestement la colonne d'air entrer dans la caisse sans donner lieu à des bruits muqueux ou à des craquements ; mais le bourdonnement apparait pour la première fois ou augmente à l'instant, et cette augmentation du bruit morbide dure ainsi quelquefois des heures, des jours, pour ne plus disparaître qu'avec la guérison, quand un traitement convenable est institué à temps; ou peut faire place à la troisième période de la maladie, dans laquelle la paralysie du nerf auditif est incontestable.

Ajoutons encore que la sonde en gomme élastique peut parcourir la plus grande partie de la trompe sans faire reconnaître d'obstruction, soit muqueuse, soit membraneuse, soit un rétrécissement aigu ou chronique; la douche d'air, poussée avec douceur et à l'aide du soufflet, ne donne lieu à aucun susurrus ou bruit anormal.

L'inspection méthodique de la membrane du tympan elle-même ne laisse voir ni épaississement de son tissu, ni vaisseaux dans ses lames ou le long du manche du marteau. Cet important osselet est parfaitement à sa place, sans saillie ni projection en avant.

Toute la maladie est évidemment dans le nerf acoustique et peut-être aussi dans les parties adjacentes de l'encéphale; car j'ai eu maintes fois l'occasion de constater en même temps un affaiblissement progressif et bien marqué de la vision ou une certaine titubation chez les mêmes sujets, qui présentaient le type le plus complet de la singulière affection que je décris en ce moment; mais si les symptômes anatomiques ou objectifs font défaut, il n'en est pas de même des symptômes physiologiques ou subjectifs, qui sont extrêmement caractérisés dans les trois périodes de la maladie; ainsi l'éréthisme de tout l'appareil auditif dans la première, la dépression dans la deuxième, la paralysie plus ou moins complète du nerf acoustique dans la troisième, et l'abolition de la fonction.

Lorsque l'on constatera cette réunion de symptômes, toute erreur sera impossible.

Pronostic. — Le pronostic de cette maladie est d'une extrême gravité, car je n'ai pu réellement guérir que les sujets bien rares, à la vérité, qui consentaient à rompre avec leurs funestes habitudes (tabac et alcool).

La partie la plus importante du traitement est là, ne plus fumer, ne plus priser, renoncer aux alcooliques; viennent ensuite les autres moyens médicaux que nous allons faire connaître dans les pages suivantes.

TRAITEMENT. — Il y a pourtant certaines indications à remplir quand le malade vient réclamer en temps opportun les soins que son état exige.

A. TRAITEMENT GÉNÉRAL. — 1° Dans la première période, des *ventouses* seront appliquées aux apophyses mastoïdes ou des sangsues à l'anus, si le sujet est hémorrhoïdaire. Chez les femmes, on excitera le flux menstruel par des moyens appropriés.

2° Les *purgatifs drastiques* seront encore un adjuvant utile des émissions sanguines, principalement les aloétiques.

La formule qui m'a le mieux réussi est la suivante :

Prenez :	Aloès succ..	1 gramme.
	Rés. scammonée.	1 —
	Gomme-gutte.	1 —

Mêlez, et faites suivant l'ordonnance des pilules de 20 centigrammes à prendre deux le soir, en se couchant, deux ou trois fois la semaine,

3° Viendront en troisième lieu les altérants, surtout le calomel, le soufre, puis les préparations arsenicales à petites doses.

N° 1.

Prenez :	Calomélas.	0,50 centigrammes.
	Sucre pulvérisé..	5 grammes.

Mêlez et divisez en vingt paquets.

Un toutes les deux heures, jusqu'à ce que les gencives soient touchées.

N° 2.

Prenez :	Soufre sublimé et lavé..	1 gramme.
	Poudre d'althéa.	5 —

Mêlez et divisez en vingt paquets à prendre quatre paquets dans la journée.

N° 3.

Prenez : Sirop d'écorces d'oranges. . . . 125 grammes.
Arséniate de fer. . . . . 0,05 centig.

Mêlez : une cuillerée à café, le matin à jeun, dans une tasse de tisane de gentiane, houblon, saponaire ou pensée sauvage.

B. Moyens locaux. — 1° Dans la première période, les fumigations émollientes et additionnées d'acide acétique ou d'acétate d'ammoniaque, m'ont seules paru vraiment utiles.

On a dû voir déjà, précédemment, la manière de les préparer et de les administrer aux malades.

Les ventouses m'ont aussi rendu quelques services.

2° Dans la seconde période et même dans la troisième, l'électricité a toujours, quand on l'a mise en usage, produit un mal affreux et hâté le dénoûment de la maladie, c'est-à-dire la paralysie du nerf acoustique et une surdité irrémédiable.

3° Mais les injections avec la strychnine, la vératine surtout, d'après les formules données plus loin, m'ont procuré des résultats inespérés.

On me permettra de citer brièvement quelques-unes des observations les plus remarquables à ce sujet.

Obs. IV. — *Otite des fumeurs.* — Un riche étranger de vingt-cinq ans, très-adonné à l'usage des alcooliques et du tabac (il fumait par jour jusqu'à vingt-cinq cigares de vingt-cinq centimes), vint nous demander conseil pour une surdité déjà très-prononcée, et qui était arrivée à la deuxième période, que nous avons décrite plus haut.

Sur notre avis, itérativement formulé, il consentit, non sans peine, à renoncer au tabac et aux alcooliques.

Fumigations quotidiennes dans l'oreille; quatre fois des ventouses furent aussi appliquées aux apophyses mastoïdes. Je donnai ensuite le fer, uni aux amers et au sulfate de quinine, et enfin cinq injections, avec la solution faible de strychnine, à trois jours de distance, vinrent compléter la cure.

Obs. V. — *Otite des buveurs et fumeurs.* — Un commissionnaire en vins, âgé de cinquante-deux ans et exposé par sa profession à tous les excès alcooliques imaginables, et même à l'usage immodéré du tabac, après avoir été longtemps tourmenté d'une exaltation singulière de l'ouïe et de sifflements continuels et insupportables dans les deux oreilles, surtout la nuit, était enfin arrivé, après quelques mois de ce singulier état, à ne plus entendre que les notes élevées et criardes de la conversation ; les relations devenant de plus en plus difficiles et tout commerce suspendu, ce pauvre homme, qui n'avait guère que son état pour vivre, se décida à venir réclamer nos soins.

Après l'examen des commémoratifs et surtout de l'appareil auditif tout entier, il fut aisé de reconnaître que l'on avait sous les yeux un des exemples les mieux caractérisés de l'affection que nous décrivons en ce moment.

Comme c'était un malade courageux, il accepta franchement les conditions fondamentales du traitement (cessation des alcooliques et du tabac).

Puis les autres moyens énumérés précédemment, surtout les insufflations de vératrine, ayant été mis en usage, l'ouïe, si affaiblie des deux côtés que toute conversation suivie était devenue presque impossible, se rétablit à ce point qu'il put reprendre ses occupations, à la condition toutefois d'éviter les excès qui avaient nécessité notre intervention.

J'ai revu ce malade plusieurs fois, et, depuis quatre ans que la guérison a eu lieu, rien ne vient faire craindre une rechute, malgré les progrès de l'âge.

Obs. VI. — *Otite des buveurs et fumeurs.*

Voici la narration du malade lui-même :

« J'ai l'habitude de boire l'absinthe trois fois par jour depuis cinq à six ans ; j'en ai trente-deux aujourd'hui. Je suis entré, le 21 mai 1862, à l'hôpital de la Pitié ; pendant deux mois et demi que j'y suis resté, j'ai pris tous les jours un bain sulfureux et bu une bouteille d'eau d'Enghien.

« Le 12 août de la même année, M. le docteur Deleau a bien voulu m'entreprendre. J'ai suivi son traitement avec un vésicatoire sur le cou ; je l'ai encore sur le bras depuis trois mois sans aucun résultat.

« Le 5 novembre, j'ai commencé le traitement de M. le docteur Blanchet. J'ai d'abord pris le matin deux verres d'eau de Pullna, des bains de pieds sinapisés, et puis après, soir et matin, dix gouttes de teinture d'arnica dans un verre de tisane de houblon; j'ai continué les bains de pieds, puis il m'a électrisé.

« Voilà, monsieur, tout ce que j'ai fait de traitements jusqu'au 23 janvier 1863, que j'ai commencé à être traité par vous.

« Le 12 février j'ai commencé à aller mieux, et aujourd'hui, 1er mars, je vais parfaitement bien. »

Le traitement a consisté en six injections d'une solution de vératrine, portée dans la caisse de l'oreille directement, à l'aide du cathéter et du soufflet.

CHAPITRE XII

DE L'OTITE LABYRINTHIQUE DANS SES RAPPORTS AVEC LE VERTIGE ET LES BOURDONNEMENFS D'OREILLE QUI L'ACCOMPAGNENT.

En 1822, M. Flourens présentait à l'Académie des sciences un mémoire de physiologie, dont les points principaux serviront d'introduction à la description qu'on va lire.

Laissons parler le célèbre physiologiste :

« Un animal, privé de ses lobes cérébraux, perd toutes ses facultés intellectuelles, et conserve toute la régularité de ses mouvements; un animal, privé de son cervelet, perd toute régularité dans ses mouvements, et conserve toutes ses facultés intellectuelles.

« Et ceci même, ceci est le grand fait qui domine tous les autre faits. Une indépendance complète sépare les fonctions des lobes cérébraux de celles du cervelet : d'une part, l'intelligence réside exclusivement dans les lobes cérébraux, et, d'autre part, le principe qui coordonne les mouvements de locomotion réside exclusivement dans le cervelet [1]. »

« J'ajoutai : Cette indépendance complète des facultés

[1] *Recherches expérimentales sur les propriétés et les fonctions du système nerveux dans les animaux vertébrés*, p. 14, 2e édition.

locomotrices et des facultés intellectuelles ressort de toutes mes expériences. La perte des lobes cérébraux ne fait rien perdre aux premières; réciproquement, la perte du cervelet ne fait rien perdre aux secondes : il y a donc, comme je viens de le dire, entre les unes et les autres une indépendance complète [1].

« Pour mieux démontrer encore cette indépendance radicale, absolue, essentielle, entre les diverses parties de l'encéphale et les fonctions propres de chacune d'elle, j'imaginai alors une série d'expériences que je n'ai point eu occasion de publier jusqu'ici, et que j'ai toutes répétées l'une après l'autre avant de les communiquer actuellement à l'Académie.

« Voulant ne laisser aucun doute sur l'indépendance absolue de chaque partie par rapport aux autres, et spécialement par rapport à celle qui paraît le plus devoir influer sur toutes, j'ai commencé par enlever sur plusieurs animaux, pigeons et lapins, le cerveau proprement dit (lobes ou hémisphères cérébraux).

« Après quoi j'ai opéré successivement (sur autant d'animaux différents, bien entendu) sur le cervelet, sur le pont de Varole, sur les canaux semi-circulaires. La lésion de chacune de ces parties, du cervelet, du pont de Varole, des canaux semi-circulaires et de chaque canal semi-circulaire, a produit les mêmes effets que si le cerveau (lobes ou hémisphères cérébraux) n'eût point été retranché.

« Par exemple, le cerveau enlevé sur plusieurs pigeons, j'ai lésé le cervelet, et la lésion du cervelet a produit le même désordre de mouvements, la même perte d'harmonie et d'équilibre de mouvements qui suivent toute lésion du cervelet dans un animal dont l'encéphale est resté complet, dans un animal qui n'a point perdu ses lobes.

« J'ai enlevé le cerveau sur plusieurs lapins; après quoi

[1] Flourens, *Recherches expérimentales*, etc., p. 126.

j'ai coupé, j'ai blessé profondément le pont de Varole, et l'animal s'est mis à rouler sur lui-même, selon l'axe de sa longueur, ce qui arrive toujours en pareil cas, et, chose remarquable, avec autant de vigueur que si le cerveau n'eût pas été retranché.

« Je passe à des expériences plus délicates et plus difficiles. On se souvient des effets que produit la section des canaux semi-circulaires. La section du canal horizontal des deux côtés est suivie d'un mouvement brusque et impétueux de la tête de droite à gauche et de gauche à droite; la section du canal vertical inférieur des deux côtés est suivie d'un brusque mouvement vertical inverse, c'est-à-dire de haut en bas et de bas en haut. Ce n'est pas tout. La section des canaux horizontaux détermine une rotation de l'animal sur lui-même dans le sens horizontal. La section du canal vertical inférieur ou antéro-postérieur détermine la culbute de l'animal sur lui-même d'arrière en avant, c'est-à-dire selon la direction antéro-postérieure du canal lui-même. Enfin, la section du canal supérieur ou postéro-antérieur détermine un mouvement de culbute de l'animal sur lui-même d'arrière en avant, c'est-à-dire selon la direction postéro-antérieure du canal lui-même. En un mot, la section de chaque canal produit un mouvement déterminé par la direction même du canal. La section du canal horizontal, un mouvement horizontal; la section du canal vertical antéro-postérieur, un mouvement d'avant en arrière ou de culbute en arrière; et la section du canal vertical postéro-antérieur, un mouvement d'avant en arrière ou de culbute en avant.

« Je viens à mes nouvelles expériences. Le cerveau (lobes ou hémisphères cérébraux) ayant été retranché sur plusieurs pigeons, j'ai opéré successivement (et sur autant de pigeons différents, bien entendu) la section de chaque canal, et la section de chaque canal a produit son effet ordinaire : celle des canaux horizontaux, des mouvements horizontaux; celle des canaux verticaux antéro-postérieurs, des mouvements verticaux d'avant en arrière, et celle des canaux verticaux postéro-antérieurs, des mouvements verticaux d'arrière en avant.

« L'indépendance de chaque organe distinct de l'encéphale par rapport au cerveau proprement dit (lobes ou hémisphères cérébraux) est donc radicale, absolue, complète et complétement démontrée.

« Reste la grande difficulté : l'explication de l'étonnant phénomène qui lie la direction des mouvements à la direction des canaux semi-circulaires.

« Chacun de nous a, par rapport à soi, quatre mouvements principaux : de droite à gauche, de gauche à droite, d'avant en arrière, d'arrière en avant; et, ce qui est bien digne de remarque, c'est que chacun de ces mouvements répond à la direction de chacun des canaux semi-circulaires. »

Si maintenant, poursuivant cette expérience au moyen de celles qu'a faites Magendie, on coupe un pédoncule du cerveau, le mouvement giratoire se fait du côté coupé; de même si l'on coupe un pédoncule du cervelet.

M. Brown Sequard a de plus prouvé que la déchirure du nerf acoustique suffit pour produire des phénomènes du même genre.

Ces explications données, que l'on veuille bien se rappeler que les filets radiculaires du nerf auditif, au nombre de 10 à 12 quelquefois, tirent leur origine du plancher du quatrième ventricule ou ventricule du cervelet, et l'on aura de suite l'explication anatomique et physiologique de ces phénomènes singuliers en apparence, déterminés par la lésion des canaux demi-circulaires, lesquels, en définitive, renferment les filets terminaux du nerf auditif, disposés en anse sur leur paroi.

Maintenant le lecteur comprendra facilement ce que nous

allons dire du vertige et des bourdonnements que l'on rencontre dans les affections de l'oreille interne.

Certains malades qui ne présentent aucun symptôme de *vertige stomacal*, de *chloro-anémie*, de *congestion cérébrale*, se plaignent néanmoins d'étourdissements, de vertiges et de bourdonnements d'oreille. Ces symptômes avaient été décrits pour la première fois dès 1827, par Saissy de Lyon, dans ses *Essais sur les maladies de l'oreille interne*[1].

Deux malades qui avaient présenté pendant la vie les symptômes suivants : vertiges, étourdissements, douleur violente dans la tête, bourdonnements, ayant succombé, Saissy trouva après leur mort une phlegmasie des canaux demi-circulaires bien caractérisée.

J'ai rapporté ces observations dans mon *Traité pratique des maladies de l'oreille* et en les rapprochant de plusieurs autres semblables qui me sont propres, j'ai cru pouvoir donner à cette phlegmasie le nom d'*otite labyrinthique*, voulant désigner par cette appellation une lésion inflammatoire de l'oreille interne.

Ces faits étaient donc bien connus, lorsque Ménière, de regrettable mémoire, est venu leur donner l'appui de son autorité et de sa longue expérience[2].

D'après ce médecin distingué, la phlegmasie des canaux demi-circulaires de l'oreille interne détermine une forme de surdité grave et présente des caractères particuliers.

Dans ces cas, qui sont loin d'être rares, on observe une surdité qui donne lieu à un ensemble d'accidents réputés cérébraux, tels que vertiges, étourdissements, marche incertaine, tournoiement et chute. De plus, ils sont accompagnés de nausées, de vomissements et d'un état syncopal alarmant.

L'observation réitérée des faits de ce genre ne tarda pas

[1] *Essais*, p. 245.
[2] *Mémoire de l'Académie de médecine*, janvier 1861.

à montrer que les accidents en question, loin de suivre la marche habituelle des affections cérébrales avec lesquelles on les avait confondus jusque-là, se dissipaient après un certain temps, pour laisser subsister à leur place une surdité rebelle, parfois irremédiable. Aussi, plusieurs médecins auristes, avaient-ils pensé à rattacher cet ensemble de perturbations fonctionnelles à l'existence d'une lésion profonde de l'organe auditif.

Les faits rapportés par Saissy[1] et par nous[2] avaient déjà fourni sur ce point une complète démonstration ; et celui relaté par M. Ménière n'a pu que la confirmer. Il s'agit, en effet, dans l'observation rapportée par ce médecin, d'une femme, jeune encore, qui mourut après avoir présenté pendant quelques jours de la douleur de tête, des vertiges, des bourdonnements d'oreille insupportables. A l'autopsie, on trouva le cerveau tout à fait sain. Comme dans les observations de Saissy et les miennes, et de plus, comme dans ces dernières, les canaux demi-circulaires laissaient voir à la place du liquide de Cotugno une lymphe plastique rougeâtre, de récente formation, et un épaississement inflammatoire de la membrane nerveuse qui tapisse les différentes cavités de l'oreille interne.

Des lésions identiques avaient aussi été trouvées, comme nous l'avons dit tout à l'heure, par Saissy en 1827, et par nous-même en 1849 et 1857[3]. Ces faits, rapprochés des résultats si curieux obtenus par M. Flourens dans ses expériences sur la section des canaux demi-circulaires, jettent un nouveau jour sur ce point obscur de pathologie humaine, et ne permettent pas de mettre en doute la cause des vertiges et des bourdonnements que les malades accusent dans

[1] *Essais*, p. 245.
[2] *Traité pratique des maladies de l'oreille.*
[3] *Gazette des Hôpitaux*, 1850.

ces graves circonstances. Tous ces symptômes sont liés bien évidemment à une phlegmasie de l'oreille interne, et le plus souvent chronique.

En ce qui regarde *les causes*, on trouve notées dans les deux faits de Saissy, la température froide et humide, la répercussion d'une humeur purulente habituelle, chez un homme atteint d'un ulcère à la jambe.

Dans les deux observations qui me sont propres et que j'ai rapportées[1], la cause est restée inconnue une fois ; dans la deuxième, c'est à la suite d'angines pharyngées répétées et de catarrhe de l'oreille moyenne, que le labyrinthe vint à s'enflammer, avec le cortége de symptômes dont nous avons parlé.

Dans le fait de M. Ménière, on voit qu'une paysanne, voyageant sur une voiture découverte, avait été exposée la nuit à un froid très-vif, dans le temps de ses règles. Dès le lendemain, les symptômes vertigineux apparaissaient avec la surdité et les bourdonnements, et persistaient jusqu'à la mort, qui survint promptement.

Le *diagnostic* ressort de l'exposition des symptômes eux-mêmes et surtout de l'absence *des signes du vertige stomacal*, de *chloro-anémie*, de *congestion cérébrale*. Surtout, si par l'examen de l'appareil auditif on constate que l'oreille externe et moyenne, la trompe et le pharynx, sont dans leur état normal, il faudra bien attribuer les symptômes vertigineux dont se plaint le malade à une lésion du labyrinthe, ainsi que nous l'avons fait voir précédemment.

Le pronostic est très-grave, car si le malade ne succombe pas dans la période aiguë, il est voué à une surdité rebelle et souvent irremédiable à l'état chronique.

En ce qui concerne le traitement, comme l'oreille interne,

[1] *Traité pratique des maladies de l'oreille*, 1856, p. 374 et suiv.

par sa projection dans l'intérieur du crâne, fait en quelque sorte partie des organes contenus dans cette cavité, on comprend qu'il ne doit pas différer sensiblement des moyens employés contre l'encéphalite.

C'est là, du reste, une indication, il le faut avouer, qui n'avait point échappé à Saissy et qu'il avait formulée nettement dès 1827.

Ainsi, au début, et si l'on assiste à la période aiguë, saignée générale ; y revenir plusieurs fois, selon la force du sujet ; ventouses scarifiées à l'apophyse mastoïde ; sangsues à l'anus chez l'homme, à la vulve ou à la partie supérieure des cuisses chez la femme ; glace sur la tête ; calomel à doses fractionnées et surtout drastiques.

Saissy conseillait aussi de porter des injections de lait tiède, par la trompe d'Eustache, jusque dans l'oreille moyenne, afin d'y établir une sorte de cataplasme liquide. Les fumigations avec l'acide acétique étendu d'eau et que l'on fait pénétrer par la même voie, à l'aide d'appareils spéciaux, nous ont rendu de véritables services, surtout pour combattre la surdité si désespérante que cette affection entraîne après elle à l'état chronique.

CHAPITRE XIII

DE L'ANKYLOSE DES OSSELETS DE L'OREILLE.

Les osselets de l'oreille sont unis entre eux par de petites articulations ; ces articulations, toutes petites qu'elles soient, possèdent cependant une synoviale, une capsule fibreuse, comme dans les arthrodies des autres parties de notre économie. Elles sont en outre exposées à toute les maladies des grandes articulations.

Parmi ces différentes maladies, il en est une très-importante à étudier, puisqu'elle prive plus ou moins complétement du sens de l'ouïe le malheureux qu'elle atteint. Je veux parler de l'ankylose des osselets.

C'est une lésion anatomique très-fréquente, non-seulement à la suite des affections rhumatismales goutteuses et syphilitiques de l'organe auditif, mais encore comme complication presque obligée des phlegmasies chroniques et surtout catarrhales de l'oreille moyenne.

Signalée pour la première fois vers le milieu du siècle dernier [1], l'ankylose des osselets fut, depuis cette époque, considérée comme une *curiosité anatomique*. Et j'avoue qu'en ayant parlé, moi-même plusieurs fois [2], je n'entrevoyais pas encore à cette époque qu'une étude complète pût être utile à la thérapeutique. D'ailleurs le diagnostic me semblait très-difficile à préciser sur le vivant, et je pensais que cette affection devait être regardée le plus souvent comme une surdité nerveuse et traitée comme telle, ce qui est vrai.

En effet, dans ces deux maladies, la surdité est plus ou moins prononcée et même presque complète ; la membrane du tympan est transparente ; les trompes sont perméables à l'air.

Dans les deux cas il y a des bourdonnements et une torpeur plus ou moins profonde de l'organe souffrant.

L'erreur est donc difficile à éviter; et comme les symptômes anatomiques et physiologiques ont une certaine ressemblance, il n'y a rien d'étonnant que nos sens puissent être ainsi trompés.

Il y a pourtant certain signes qui permettent d'asseoir

[1] Hoffmeister, *de Organo auditûs et ejus vitiis*, Leyde, 1741.
[2] *Traité pratique*, 1857.

sur des bases solides le diagnostic différentiel de ces deux affections.

Et si le malade réclame de bonne heure les soins que son état exige, la thérapeutique est loin de s'avouer vaincue et désarmée, en face de ces graves altérations.

Anatomie pathologique. — A l'époque où je faisais mes recherches d'anatomie pathologique sur l'organe de l'ouïe, j'ai constaté bien des fois l'ankylose des osselets : cette ankylose est incomplète ou complète, et c'est d'après mes propres observations que je vais en donner la description.

1° *Ankylose incomplète.* — Dans l'ankylose incomplète, on trouve une simple hypertrophie, ou épaississement de la membrane muqueuse. Cette membrane muqueuse servant de périoste aux osselets, on comprend que son épaississement entrave le jeu de ces petits os, sans l'abolir entièrement.

Le plus souvent ce sont des épanchements plastiques, sous forme d'indurations et d'origine inflammatoire.

Situés le long de la chaîne, mais presque toujours sur la paroi interne de la caisse et sur les bords mêmes de la fenêtre ovale, ils empêchent la platine de l'étrier dans ses mouvements et s'opposent à son jeu facile et régulier. Mais la fonction n'est pas complètement abolie ; l'ouïe est plus ou moins dure, mais le malade entend encore, à la condition qu'on élève la voix, que la conversation ait lieu dans une voiture roulant sur le pavé, dans un chemin de fer, etc., ou en se servant d'un cornet de grande dimension.

2° *Ankylose complète.* — Elle est constituée par quatre variétés d'altérations anatomiques, qui sont :

1° Une simple expansion de la membrane articulaire hypertrophiée se prolongeant sur la base de l'étrier ou sur la tête du marteau, le rivant ainsi à l'enclume, ou sur les deux à la fois.

2° Une expansion fibreuse, sur cette même base et attachant fortement la surface articulaire de l'étrier au rocher, ou l'enclume au marteau.

3° Une expansion de la membrane articulaire sur la base de l'étrier, et la tête du marteau avec dépôts calcaires disséminés, sur cette même base.

4° Des dépôts osseux, embrassant la fenêtre ovale et l'étrier et les soudant ensemble. Ces deux dernières altérations sont très-fréquentes chez les goutteux et les syphilitiques; les précédentes, au contraire, se rencontrent communément chez les catarrheux et les rhumatisants.

Comme on le voit, c'est la base de l'étrier qui présente le plus souvent les altérations de l'ankylose; toutefois les autres osselets n'en sont point exempts, mais ce n'est plus alors qu'une complication peu importante au point de vue du pronostic.

Telles sont les principales variétés anatomiques d'ankylose incomplète et complète que j'ai constatée, dans mes recherches depuis 1848. Mais je n'en admets pas d'autres, et par conséquent je laisse de côté les 136 espèces, qu'un auteur étranger s'est plu à énumérer.

Par suite de la soudure des osselets entre eux et au promontoire, certains changements curieux à connaître se manifestent dans la chaîne des osselets et dans la configuration de la membrane du tympan.

Dans les cas bien prononcés, la chaîne des osselets est pour ainsi dire rompue; le manche du marteau est comme luxé en bas, entraînant avec lui la petite jambe de l'enclume.

La cloison tympanique suit ce mouvement, et au lieu de présenter sa face externe concave, elle est comme divisée en deux compartiments latéraux et formant un plan incliné.

L'extrémité de la longue apophyse du marteau en forme

le sommet et l'arête, les plans ou côtés latéraux sont représentés par les deux pans de la membrane, qui est comme coupée et divisée en deux segments par la saillie aiguë du marteau. Cette disposition pathologique curieuse et importante à bien constater, est un des signes les plus certains, non-seulement de l'ankylose, mais encore des adhérences de la cloison au promontoire par l'intermédiaire de brides membraneuses. J'ai démontré bien des fois l'origine de ces altérations dans mon *Traité pratique*[1] : je ne puis que les rappeler en ce moment.

Causes. — La goutte, le rhumatisme, l'affection catarrhale et longtemps prolongée de l'oreille moyenne sont les causes les plus fréquentes de l'ankylose des osselets.

La syphilis et la scrofule ne viennent qu'en seconde ligne. Ces deux maladies se traduisent dans l'oreille le plus souvent par d'autres altérations, telles que suppurations, fongus, carie, nécrose ; mais elles peuvent aussi attaquer les osselets et les articulations et déposer à leur surface des produits morbides plastiques, fibreux, osseux même, comme nous l'avons vu précédemment.

Mais, indépendamment de la goutte, du rhumatisme, de la syphilis, un des faits les mieux constatés par mes dissections, c'est la tuméfaction de la membrane muqueuse de la caisse dans toutes les otites, la catarrhale principalement.

Si cette phlegmasie n'est pas arrêtée à temps dans sa période aiguë, si elle passe à l'état chronique, la membrane muqueuse de la chaîne des osselets ne tarde pas à présenter les hypertrophies partielles, indurations ou épaississements de son tissu, qui constituent la première variété anatomique que j'ai décrite précédemment.

On comprend dès lors que si ces lésions se rencontrent le long des osselets et de leurs articulations, leur jeu se trouve

[1] *Traité pratique*, chap. des *Otites*.

empêché : celles qui se forment sur la paroi interne de la caisse, sur les bords de la fenêtre ovale, sont encore plus nuisibles dans leurs effets.

SYMPTÔMES. — Ils sont :

A. ANATOMIQUES. — B. PHYSIOLOGIQUES. — C. COMMÉMORATIFS.

A. SYMPTÔMES ANATOMIQUES. — En examinant l'oreille du malade, vous constatez :

1° Que le conduit auditif est sain et contient même quelquefois un peu de cérumen noirâtre et durci.

2° La membrane du tympan est transparente, ou du moins ne présente que des teintes nébuleuses; seulement le manche du marteau fait une saillie à son point d'insertion.

Cette saillie est très-prononcée, et, dans certains cas, la projection est telle, que l'extrémité de l'osselet semble faire hernie à travers la cloison.

3° Cette membrane n'est point épaissie, ne présente point de vaisseaux à sa surface ni dans ses lames.

4° Si l'on vient à pratiquer une insufflation dans la trompe, l'air pénètre sans difficulté dans la caisse en faisant entendre un bruit sec et un ou deux petits craquements.

Mais si l'on engage le malade à faire une forte expiration, la bouche et le nez fermés ; en appliquant l'oreille contre la sienne, un ou plusieurs craquements gros et rudes se font entendre. Ce signe, quand on le constate positivement, ne peut laisser aucun doute sur la nature de l'affection : on a affaire à une ankylose incomplète.

Dans l'ankylose complète, ni la douche d'air, ni l'expiration ne laissent entendre aucun craquement. Les osselets sont complétement soudés, et leurs jointures ossifiées restent silencieuses et immobiles pendant les explorations dont je viens de parler.

B. SYMPTÔMES PHYSIOLOGIQUES. — 1° *La douleur*. — L'ankylose des osselets étant une affection chronique, la douleur manque presque toujours.

2° *Bourdonnements.* — Ils manquent rarement et n'ont aucun timbre spécial ; ils sont d'ailleurs communs à toutes les maladies de l'oreille.

3° *Surdité.* — Dans tous les cas, le sens de l'ouïe est plongé dans une grande torpeur, dont on parvient à le tirer quelquefois en pratiquant le cathétérisme de la membrane du tympan. J'en dirai un mot seulement.

Si, après avoir éclairé le conduit auditif, vous venez à ébranler doucement la membrane dans le point qui correspond au marteau à l'aide d'un stylet mousse, le malade est surpris par une sensation fugitive qui lui laisse la perception faible et positive de quelques sons lointains.

Dans ce cas l'ankylose est incomplète et tout espoir n'est pas perdu.

C. Symptômes commémoratifs. — Ils peuvent être d'un grand secours dans les cas douteux ; ainsi, par exemple, si le malade est sujet au rhumatisme, s'il est goutteux, issu de parents goutteux, s'il est catarrheux ou atteint de granulations du pharynx, de syphilis.

On est ainsi mis sur la voie du diagnostic, et l'on y parvient sûrement à la condition que les symptômes énumérés précédemment soient scrutés avec soin.

Diagnostic. — Pour abréger, je dirai que l'hésitation n'est permise qu'entre une affection *catarrhale chronique* de l'oreille moyenne et une *surdité nerveuse.* Cette dernière méprise doit être fréquente ; cependant, dans le catarrhe de l'oreille moyenne, à l'état chronique, la membrane du tympan a conservé sa forme concave et perdu sa transparence. Il n'y a pas de craquements dans l'oreille. Ils sont remplacés par un bruit muqueux.

Ajoutons d'ailleurs qu'à une période plus avancée, les

principaux symptômes du catarrhe se confondent avec ceux de l'ankylose des osselets, ainsi que je l'ai démontré en traitant de l'anatomie pathologique.

La surdité nerveuse sera facilement distinguée à l'absence complète de cire dans le conduit auditif, à la transparence parfaite de la cloison tympanique, à son intégrité de forme et de situation, à celle des osselets, à l'absence de bruits muqueux et de craquements surtout. De plus, l'éréthisme et les bourdonnements sont considérables, et ces derniers sont le plus souvent isochrones aux pulsations artérielles. Ces différences une fois bien constatées, on a tous les éléments du diagnostic différentiel.

Pronostic. — Le pronostic est grave, moins grave pourtant que dans certaines autres formes de surdité qui atteignent le nerf acoustique lui-même.

Cette gravité est donc relative et n'exclut point, dans un grand nombre de cas, une amélioration parfaitement compatible avec une audition passable, à la condition que les adhérences des articulations ne soient point osseuses ou fibro-cartilagineuses. Les chances d'amélioration seront d'autant plus sérieuses et assurées que le traitement sera institué à une période plus rapprochée du début de la maladie quand les brides sont encore plastiques et formées seulement par la muqueuse hypertrophiée ou indurée.

Traitement. — Il doit être local et général.

A. Local. — 1° Les fumigations qui m'ont le mieux réussi sont celles avec l'acide acétique, l'esprit de mindérérus; ces fumigations, d'abord reçues dans l'oreille externe, seront ensuite dirigées dans l'oreille moyenne en suivant la voie de la trompe d'Eustache.

2° Dans les cas où la phlegmasie de la caisse, cause primitive de l'ankylose, ne serait pas encore complètement éteinte, les ventouses et les cautères à l'apophyse mastoïde, la cautérisation du pharynx dans le cas de granulations persistantes, etc., sont des moyens qu'on ne saurait trop recommander.

B. MOYENS GÉNÉRAUX. — Il va sans dire qu'on doit combattre au plus tôt la goutte, le rhumatisme, la syphilis, le catarrhe par des remèdes appropriés ; mais je dois surtout appeler l'attention sur quelques moyens particuliers qui m'ont rendu de véritables services. Ce sont :

1° Les douches sulfureuses gazeuses et liquides ;

2° Les injections de strychnine et de vératrine dans l'oreille moyenne, en suivant la voie de la trompe d'Eustache ;

3° Les doses de calomel associé à l'opium.

4° L'iodure de potassium, l'arséniate de fer ou de soude pris à l'intérieur.

Je vais rapporter quelques observations :

OBS. VII. — *Ankylose double des osselets de nature catarrho-strumeuse. — Guérison.* — Un jeune homme de vingt-huit ans, commissionnaire en vins, me fut adressé, en juin 1862, par M. le docteur Gondoin.

C'est un grand jeune homme blond, d'une constitution éminemment lymphatique. Il est très-sujet aux coryzas, et depuis plusieurs années il s'aperçoit avec chagrin qu'il devient sourd peu à peu et d'une manière progressive. Aujourd'hui même, la surdité est très-prononcée et si gênante qu'il ne peut plus continuer son état, dont il a besoin cependant pour vivre.

Examen de l'appareil auditif. — 1° Il est certain que la cause de la surdité est de nature catarrho-strumeuse. La rougeur des fosses nasales, de la gorge, l'hypertrophie granuleuse des membranes qui tapissent ces cavités, l'écoulement presque continuel d'un mucus épais et visqueux ne peuvent laisser aucun doute à cet égard ;

2° La montre est à peine entendue quand on vient à l'appuyer sur l'oreille ;

3° Il y a des bourdonnements ;

4° Les conduits auditifs sont secs et ne renferment que de petites parcelles de cérumen noirâtre et durci ;

5° Membranes du tympan légèrement opaques à la circonférence ;

saillie aiguë du manche du marteau, qui semble faire hernie à travers la cloison, laquelle présente aussi la déformation caractéristique;

6° Craquements gros et rudes dans les caisses, mêlés de bruits muqueux;

7° La sonde fait reconnaître que les trompes ne sont pas rétrécies. Nous avions donc là une soudure incomplète des osselets.

Le traitement suivant fut commencé vers la fin de juin 1862.

1° Matin et soir, prendre une cuillerée de la solution suivante :

Prenez : Eau distillée.	200 grammes.
Iodure potassique.	8 —

Mêlez.

2° Priser à volonté la poudre suivante :

Prenez : Sucre pulvérisé.	10 grammes.
Précipité blanc..	0,50 centig.

Mêlez.

3° Tous les deux jours, j'injectais dans chaque caisse *quatre à cinq gouttes* de la solution de strychnine;

4° Les granulations de la gorge furent cautérisées six fois avec le nitrate d'argent.

Après un mois de traitement, l'amélioration était déjà remarquable, et le malade pouvait reprendre ses occupations.

L'oreille gauche était devenue plus sensible que la droite; ainsi, la montre était entendue à gauche à 95 centimètres, et seulement à 80 à droite.

Le traitement fut cependant continué jusqu'en octobre, et à cette époque le malade avait recouvré complétement ses facultés auditives. Seulement je l'ai engagé à revenir une ou deux fois par mois, afin de faire constater que la guérison se maintient parfaitement.

Obs. VIII. — *Ankylose presque complète des osselets, de nature syphilitique. — Guérison.* — La surdité de l'oreille droite (d'après le récit de la malade) date de quatorze ans, à la suite d'une couche; celle de l'oreille gauche, d'à peu près neuf mois, à la suite d'un froid et d'une humidité.

Le premier traitement a consisté en insufflations d'alun dans la gorge, de la tisane de bourgeons de sapin, de goudron, et des pilules dont elle ignore la composition. Au bout d'un mois, un mieux sensible.

Nouvelle surdité, plus forte que la première, trois mois après, pour avoir couché dans une chambre où il y avait du linge à sécher.

Traitement : vingt-deux sangsues aux aînes, sans aucun changement ; vésicatoires aux oreilles et sur le cou.

Ensuite, cautérisation de l'oreille gauche avec la pierre infernale ; petit écoulement par la suite et mieux ; mais le mieux ne se maintient pas.

Un traitement homœopathique fut suivi sans succès.

Puis, six fois par jour, éther avec huile d'amandes dans les oreilles ; aspiration forte d'éther dans la bouche deux fois, eau de son et laudanum une fois dans les oreilles ; bains de pieds, sirop de gentiane, sans aucun autre changement qu'une prostration générale, des larmes ; des douleurs dans le cou, dans les épaules et au côté gauche.

Autre traitement : sirop de salsepareille et iodure de potassium, de 20 centigr. en 20 centigr., en augmentant jusqu'à 1 gr. ; à continuer l'espace de six mois. Pommade d'Autenrieth continuellement alternée derrière chaque oreille.

La malade n'a pris de l'iodure que pendant huit jours, et mis de la pommade qu'une fois.

Enfin un médecin conseilla de nouveau l'usage de l'iodure de potassium, et deux pilules de Belloste, à prendre tous les deux jours.

Au bout de quinze jours et après une enflure de toute la face, un mieux très-sensible s'est déclaré pendant deux ou trois jours ; mais le mieux n'a pas continué, et la malade est arrivée à Paris toujours suivant ce traitement, mais aussi sourde qu'auparavant.

Les oreilles n'ont jamais été le siége de douleurs, elles n'ont jamais coulé d'elles-mêmes ; mais la malade entend des bruits qui varient suivant le degré de surdité.

Les deux derniers médecins, ayant cru voir une perforation à la cloison, ont pensé à un vice syphilitique peut-être de naissance, ce qui les a déterminés au traitement à l'iodure, du moins c'est l'opinion qu'ils ont exprimée tous deux.

Pendant tout le temps de cette surdité, la malade était sujette presque tous les jours à des étourdissements, des spasmes, des larmes ; ceci a cessé complétement après avoir été aggravé par le traitement à l'éther.

État actuel. 20 novembre. — Il n'est pas douteux que la surdité est de nature syphilitique, les différents essais de traitement n'ayant pas varié sur ce point.

On trouve surtout, encore aujourd'hui, des syphilides sur le tronc et les membres, et deux pustules d'ecthyma sur la poitrine, et très-manifestes.

Quant à l'appareil auditif, nous constatons :

1° Que la montre n'est entendue ni d'un côté, ni de l'autre;

2° Les conduits auditifs sont secs, privés de cire;

3° Les membranes du tympan sont nébuleuses et présentent la déformation caractérisée par la projection en avant du manche du marteau, qui divise la membrane en deux pans latéraux et obliquement dirigés du centre à la circonférence; il n'y a pas de perforation;

4° En faisant moucher la malade, on entend encore quelques craquements fins, mais bien différents des râles muqueux du catarrhe;

5° L'exploration des trompes avec la sonde permet de reconnaître qu'elles sont un peu rétrécies; mais l'air et les liquides peuvent encore pénétrer facilement dans les caisses.

En conséquence, un traitement mixte fut institué, par l'iodure potassique et le proto-iodure de mercure, à la dose de 1 gr. par jour du premier, et de 2 centig. du second.

En même temps, deux fois par semaine, j'injectais dans la trompe et la caisse de chaque oreille trois à quatre gouttes de la solution de strychnine dont la formule sera donnée plus loin.

Ce traitement, continué pendant près de deux mois, procura à la malade un résultat presque inespéré; car, à cette époque, elle pouvait entendre la montre à 20 et 25 centimètres, et la parole sur tous les tons de la conversation. Toute trace de syphilis avait disparu.

Les bourdonnements avaient complétement cessé.

Cette observation est vraiment concluante et parfaitement démonstrative.

Ainsi, voilà une malade, présentant tous les signes de la surdité par ankylose des osselets et de nature spécifique, guérie en moins de deux mois par un double traitement général et local.

Obs. IX. — *Soudure incomplète des osselets du côté gauche, de cause rhumatismale. — Guérison.* — Un gentleman, ayant contracté des douleurs rhumatismales générales pendant un voyage dans le nord de l'Écosse, éprouva peu à peu un embarras dans l'oreille gauche, qui, dans l'espace d'une année, devint bientôt une surdité presque complète.

Depuis quelques mois surtout, il avait remarqué avec chagrin que, s'il se trouvait surpris dans une conversation à prêter l'oreille gauche, beaucoup de mots, de phrases même lui échappaient entièrement, si l'interlocuteur ne donnait qu'une force médiocre aux intonations de sa voix ; les mots prononcés à demi-voix étaient encore plus difficilement perçus.

C'est dans ces circonstances que ce malade vint me consulter.

C'est un jeune homme grand, robuste, et dont toutes les fonctions seraient en parfait état sans les douleurs rhumatismales, qui existent encore, et la surdité de l'oreille gauche, qui devient de plus en plus gênante. Cette surdité, chez ce malade, offrait ceci de singulier, qu'elle augmentait sensiblement par les changements brusques de température, et en même temps que les douleurs rhumatismales se faisaient sentir dans différents muscles ; elle semble diminuer, au contraire, au milieu du bruit, en chemin de fer, par exemple, dans une voiture roulant sur le pavé.

Examen de l'appareil auditif. — 1° La surdité est très-prononcée du côté gauche, malade : ma grosse montre, dont le tic-tac s'entend à plus de 2 mètres, n'étant entendue ici qu'au contact de l'oreille ;

2° Il n'y a pas de bourdonnements ;

3° Le conduit auditif est sec, avec quelques points cérumineux durcis ;

4° La membrane du tympan est nébuleuse à son centre et à son pourtour ; on peut constater de la manière la plus évidente la saillie aiguë du manche du marteau et la déformation caractéristique de la cloison, sur laquelle j'ai longuement insisté, page 125 ;

5° En appliquant l'oreille sur celle du malade pendant qu'on l'engage à se moucher, il est facile d'entendre des craquements gros et rudes, et aucun bruit muqueux ;

6° En pratiquant le cathétérisme de la trompe, on constate qu'elle est peu ou point rétrécie ; d'ailleurs, le pharynx est parfaitement sain, exempt de granulations.

Tous ces signes réunis permettaient de reconnaître facilement une soudure incomplète des osselets de l'oreille gauche, et de nature rhumatismale. En conséquence, le traitement suivant fut institué :

1° Un bain sulfureux tous les deux jours; y rester une heure;

2° Matin et soir, en se levant et se couchant, prendre une cuillerée à café du sirop suivant dans une tasse d'infusion chaude de saponaire :

Prenez : Sirop d'écorces d'oranges. . . . . 150 grammes.
Arséniate de fer. . . . . 0,05 centig.

Mêlez.

3° Tous les deux jours, j'injectais dans la trompe et la caisse gauches deux gouttes de la solution faible de vératrine dont nous donnerons la formule au chapitre des injections dans l'oreille moyenne.

Après trois semaines de ce traitement, continué avec persévérance, l'amélioration était telle que la montre était entendue à 40 et 50 centimètres.

Le malade, touriste passionné, alla terminer sa cure à Saint-Sauveur. Je le revis deux mois après, et je pus constater la réalité de sa guérison.

CHAPITRE XIV

SUR LES DIFFICULTÉS ET ACCIDENTS DU CATHÉTÉRISME DES TROMPES D'EUSTACHE.

L'art de sonder les trompes d'Eustache est devenu pour ainsi dire d'un usage familier, non-seulement comme agent de thérapeutique, mais encore comme moyen de diagnostic; et les modifications que j'ai apportées au procédé opératoire rendent la manœuvre aussi simple et sûre que facile.

Toutefois, cette opération, si bénigne en apparence, se présente souvent entourée de difficultés nombreuses; elle peut, en outre, donner lieu à des accidents d'une extrême gravité.

En 1857, à l'époque de la publication de mon *Traité des maladies de l'oreille*, j'avais déjà signalé les principales difficultés de ce cathétérisme, et appelé l'attention des médecins sur un des accidents les plus imprévus et les plus menaçants ; je veux parler de l'emphysème pharyngo-laryngien[1].

Aujourd'hui qu'une pratique déjà longue est venue m'instruire et m'éclairer, il m'est possible de reprendre cet intéressant sujet, et de compléter ce point important de thérapeutique.

Le lecteur me saura gré, je l'espère, d'entrer dans de minutieux détails, chacun d'eux ayant une extrême utilité.

DIFFICULTÉS DU CATHÉTÉRISME DES TROMPES D'EUSTACHE.

A. *Difficultés inhérentes au malade.* — B. *Difficultés inhérentes à l'opération elle-même.*

A. Difficultés inhérentes au malade.

Les difficultés inhérentes au malade sont :

1° Une pusillanimité extrême, une frayeur exagérée, dont certains malades sont saisis à la vue d'un instrument quelconque, ou en entendant parler de la moindre exploration.

On les voit pâlir à l'instant, refuser d'abord toute tentative, même la plus douce ; puis vous presser de questions pour savoir, comment, dans quel but, dans l'espoir de quel résultat on veut leur faire pénétrer une sonde dans les fosses nasales.

Si c'est bien la voie la plus directe pour arriver aux parties profondes de l'oreille ? S'il n'existe pas d'autre manière de faire, et si l'on n'obtiendrait pas le même résultat et beaucoup plus aisément en portant la sonde dans le conduit auditif ?

Si le chirurgien donne quelques explications, le malade

[1] *Traité pratique des maladies de l'oreille*, p. 9.

lui demande à voir l'instrument ; à quelle profondeur on l'introduira?

S'il ne pourrait le faire pénétrer lui-même? Puis, nouvelle frayeur ; nouvelles défaillances de courage. Un temps considérable est perdu dans ces alternatives, et tout projet de cathétérisme doit être définitivement abandonné.

Si l'on a sous la main un malade habitué à ce genre d'opération, et qui la supporte courageusement sans se plaindre, il faut, sur-le-champ, le sonder devant celui que l'opération effraye à ce point. C'est la seule et unique manière de vaincre sa pusillanimité, ses craintes exagérées, et de lui inspirer la confiance nécessaire pour obtenir de lui une docilité suffisante.

2° Chez les enfants, c'est l'indocilité surtout contre laquelle le chirurgien à le plus à lutter. Et à moins de l'avoir éprouvé soi-même, il est impossible de se douter de la résistance qu'ils déploicnt, quand on veut les assujettir, en leur fixant les mains et les pieds, afin de pouvoir librement agir.

Ils se tordent, ils crient avec une telle force et une telle continuité, qu'ils en deviennent couleur de pourpre; la sueur leur ruisselle sur le front et le visage; et si l'on veut approcher la sonde des fosses nasales, le moindre mouvement de leur part suffit pour la déranger, l'en éloigner même, et il faut recommencer la manœuvre autant de fois. Si, malgré ces obstacles vraiment décourageants, on peut achever l'opération, c'est avec la plus grande peine qu'on y parvient. La muqueuse peut être éraillée et donner un peu de sang ; les parents, saisis d'effroi, se mettent à pleurer ; l'enfant redouble ses cris. Et pour avoir eu le courage d'accomplir un devoir pénible, le chirurgien ne recueille souvent alors que des paroles blessantes de la bouche des assistants.

Il est des cas, pourtant, où il est indispensable de pratiquer le cathétérisme des trompes chez des enfants jeunes encore, très-indociles, gâtés par leurs parents, devenus sourds, assurément, après avoir entendu et parlé, ou bien n'ayant jamais donné que de faibles signes d'audition et aucuns signes de parole articulée. En effet, il faut, avant tout, savoir, dans le premier cas, si c'est à la suite d'un catarrhe des trompes ou de la caisse que l'enfant est devenu sourd? Car cette lésion est parfaitement guérissable.

Dans le second cas, si des mucosités accumulées dans les trompes de l'enfant et même dans l'oreille moyenne, pendant la vie intra-utérine ou peu de temps après la naissance, ne seraient point la cause déterminante du mutisme et de la surdité.

Cette opinion, nettement exprimée pour la première fois, en France, par Lebouvyer-Desmortiers [1], qui la rapportait à Herpold, de Copenhague, n'est pas tout à fait dénuée de fondement ni même de vraisemblance, et les quelques exemples de sourds-muets, dont l'infirmité était réellement congéniale, que l'on a vus guéris ou améliorés, par les seuls efforts de la nature ou de l'art, lui donnent à nos propres yeux une véritable importance.

Si, en effet, du mucus concret, dur et adhérent, peut déterminer la surdité chez l'adulte, en obstruant les trompes d'Eustache et la caisse; je ne vois pas pourquoi les mêmes accidents ne se produiraient pas chez le fœtus pendant les derniers temps de la vie intra-utérine, ou dans la première enfance du nouveau-né.

La surdité qui en résulte en pareil cas est d'autant plus affreuse qu'elle entraîne fatalement à sa suite le mutisme du sujet, chez lequel elle se produit.

Pour toutes ces raisons de la plus haute gravité, il est des

[1] *Bibliothèque germanique*, t. I, n° 4, nivôse an VII. — Lebouvyer, *Mémoire sur les sourds-muets*, p. 115.

cas où le cathétérisme des trompes doit être pratiqué chez les enfants de la première et deuxième enfance, comme moyens de diagnostic d'abord, afin de connaître la cause de la surdité qui les atteint.

Or, l'indocilité des enfants étant souvent un obstacle presque insurmontable, le chirurgien se trouve souvent dans la nécessité d'employer le chloroforme pour en triompher facilement.

J'ai plusieurs fois mis en usage cet agent anesthésique pour des enfants qu'il fallait absolument cathétériser, et, je dois le dire, avec le plus grand succès.

Il suffit de deux à trois gouttes de chloroforme sur un mouchoir fin et que l'on tient à distance des narines, pour obtenir l'immobilité dont on a besoin : il n'est pas nécessaire de pousser plus loin l'anesthésie ; aussitôt que l'on constate chez le petit malade ce sentiment de stupeur bien connu et qui se manifeste aux premières inhalations, il faut profiter de cet instant pour exécuter la manœuvre opératoire et pratiquer l'exploration de l'oreille moyenne, devenue indispensable au diagnostic.

En quelques secondes, tout est terminé ; l'enfant ne s'est aperçu de rien et les parents sont satisfaits.

Autrefois, je prenais la précaution de faire coucher l'enfant sur un lit, un canapé, etc., mais comme cette position est très-gênante pour le chirurgien qui doit pratiquer le cathétérisme des trompes, je dois dire que j'y ai renoncé, et je me contente de laisser l'enfant assis sur les genoux de sa nourrice ou de sa mère.

3° L'étroitesse excessive de la fosse nasale sur laquelle on opère est une autre cause de difficulté.

Certaines fosses nasales sont très-étroites, principalement chez les sujets dont le nez est mince, élevé et allongé. Il faut alors choisir une sonde de petit calibre, de petite courbure, essayer de la faire pénétrer doucement sous le cornet inférieur, le bec regardant la paroi externe du méat, et la pousser lentement dans cette direction, jusqu'à ce qu'elle tombe dans la trompe.

Il est bien rare qu'avec ces précaution on n'atteigne pas le but qu'on se propose.

Les mêmes considérations sont applicables à l'étroitesse plus ou moins grande du méat inférieur, dans une partie de son parcours ou dans son étendue tout entière.

Mais, quelques précautions que l'on prenne, et malgré tout le soin et l'habitude dont le chirurgien peut être doué, il y a des sujets chez lesquels la sonde, en arrivant vers la partie moyenne de la fosse nasale, se trouve arrêtée court et y reste comme enclavée, entre la cloison et le cornet, ou entre le cornet et l'os maxillaire supérieur, sans qu'il soit possible de la faire avancer ou reculer.

Il faut alors suspendre la manœuvre, s'assurer par l'examen de l'anneau placé sous le pavillon de la sonde que son bec est toujours dans une bonne direction; et si décidément le bec ne peut plus avancer, retirer franchement la sonde et, après quelques instants de repos accordés au patient, recommencer la manœuvre, en ayant le plus grand soin de ne pas s'écarter du méat inférieur.

En effet, j'ai remarqué que les difficultés signalées plus haut se rencontraient surtout quand le bec de la sonde allait s'égarer dans le méat moyen.

Mais indépendamment de ces difficultés communes au malade et au chirurgien, il en est qui dépendent absolument de la configuration du méat inférieur, soit pathologique, soit congénial.

Ainsi, cette étroitesse exagérée du méat peut être causée :

a. Par un gonflement inflammatoire chronique de la membrane muqueuse.

b. Par des polypes ou végétations charnues.

c. Par une hypertrophie du cornet inférieur, ou un vice de conformation, consistant en un allongement plus ou moins considérable de ce cornet ou une mauvaise direction dans sa courbure.

d. Une déviation de la cloison des fosses nasales.

e. Une exostose de la branche montante du maxillaire supérieur ou du cornet inférieur.

Si ces différents obstacles rendent le cathétérisme tout à fait impossible, même avec un instrument délié, et que cette opération soit indispensable, le chirurgien devra s'attacher tout d'abord à combattre chacun d'eux dans un bref délai et par des moyens appropriés.

Ainsi, la tuméfaction chronique de la membrane muqueuse sera combattue par les cautérisations avec la solution de nitrate d'argent, de sulfate de cuivre à doses faibles d'abord, puis successivement plus fortes. Un glycérolé au tannin pourra aussi être employé.

On pourra faire priser également, comme adjurant utile, les poudres composées avec le bismuth, le précipité blanc ou rouge, l'extrait de ratanhia porphyrisé.

Il faudra tenir grand compte du traitement général, toujours utile et même nécessaire dans ces circonstances.

Dans le cas de polypes, végétations charnues, on leur appliquera un traitement convenable approprié à la diathèse qui les entretient.

Il en sera de même des excroissances fongeuses, du prolongement de la muqueuse hypertrophiée, et qui se voient assez souvent dans les fosses nasales à la suite de coryzas chroniques.

L'hypertrophie du cornet inférieur, l'exostose de la branche montante des maxillaires, seront traités par les moyens usités en pareil cas.

Quant à la déviation de la cloison congéniale ou accidentelle, elle offre peu de ressources au chirurgien.

On pourrait tenter la dilatation avec l'éponge préparée, mais sans grand espoir de succès ; j'ai cependant réussi deux fois.

C'est pour les cas de ce genre, dans lesquels la déviation de la cloison ne permet pas le libre passage de la sonde, que l'on a essayé de pratiquer le cathétérisme, en passant par la narine opposée.

Par exemple : sonder la trompe droite par la narine gauche, et réciproquement.

Cette conception purement théorique n'est susceptible d'aucune application sur le malade et si j'en crois ma propre expérience, déjà longue, je puis dire qu'elle n'a jamais été mise en usage.

5° La sensibilité exquise de la pituitaire et la douleur qu'elle accuse au moindre attouchement constituent encore une sérieuse difficulté, chez les sujets nerveux, impressionnables, de l'un et l'autre sexe.

Au commencement de ma pratique et pour des cas semblables, j'ai employé une ou deux fois le chloroforme pour vaincre cette sensibilité exagérée chez les adultes.

Mais aujourd'hui j'y ai complétement renoncé ; j'emploie, s'il le faut, plusieurs séances préparatoires, pour émousser la sensibilité de la membrane et l'habituer peu à peu au contact des instruments.

On seconde l'effet de ces tentatives préliminaires en faisant priser au malade une des poudres indiquées précédemment, en conseillant quelques fumigations avec les espèces émollientes. Les feuilles de stramoine, de morelle peuvent aussi rendre de grands services dans des cas déterminés.

Enfin, pour nous résumer nous dirons que les principales de ces difficultés sont atténuées par la patience et la résignation que le malade doit apporter dans son traitement et dont le chirurgien lui-même doit donner l'exemple.

B. Difficultés inhérentes a l'opération elle-même.

Les difficultés inhérentes à l'opération elle-même sont causées :

1° Par le choix d'un mauvais procédé opératoire ;

2° Par une sonde mal appropriée au sujet, trop grosse, trop courbée ;

3° Par la direction vicieuse imprimée à la sonde en exécutant l'opération.

1° On ne peut mettre en doute que, pour exécuter convenablement une opération, le choix du procédé a la plus grande importance.

J'ai démontré, dans mon *Traité des maladies de l'oreille*[1], que de tous les procédés connus d'Itard, Kramer, Ménière, etc., celui que j'ai décrit le premier et qui m'appartient est le plus facile et le plus sûr quand on se l'est rendu familier par une pratique suffisante.

En suivant avec exactitude les préceptes que j'ai posés, surtout maintenant que le premier et le troisième temps du mode opératoire sont supprimés, on peut acquérir dans un bref délai toute l'habileté nécessaire pour mener à bonne fin cette opération délicate.

J'en réfère donc à ce qui en a été dit ailleurs sur ce sujet.

Un dernier mot :

Dans le procédé d'Itard, on enfonce directement la sonde dans la fosse nasale, et la poussant devant soi jusqu'à ce qu'elle tombe dans le pharynx, avant de faire subir à son bec le mouvement de rotation, il est impossible de ne pas toucher le voile du palais ; de là des accidents qui font

[1] P. 76 et suiv.

échouer la manœuvre, obligent à la recommencer ou même l'empêchent complétement de réussir.

Les mêmes remarques s'appliquent au procédé de Kramer ; il a de plus un autre inconvénient, c'est que, dépendant seulement de l'habitude que peut avoir l'opérateur, il laisse sans règle de conduite les jeunes chirurgiens qui auraient à pratiquer ce cathétérisme sur le malade.

Dans le procédé de Ménière, la sonde est portée d'emblée et d'un seul coup jusqu'à la paroi postérieure du pharynx ; puis après lui avoir fait subir son mouvement de rotation, on en ramène le bec doucement et en tâtonnant jusqu'à ce qu'il rencontre l'orifice de la trompe.

De nombreuses difficultés sont inhérentes à cette manœuvre ; comme dans le procédé d'Itard, la sonde, en touchant le voile du palais, paraît en déterminer une sorte de convulsion spasmodique qui, le portant brusquement en haut vers les fosses nasales, détourne l'instrument du but qu'il doit atteindre ; de même, dans le procédé de Ménière, la sonde, en touchant le pharynx, fait naître des mouvements de déglutition et des envies de vomir qui font manquer la manœuvre.

Dans mon procédé, au contraire, la sonde étant directement introduite dans le méat inférieur, sous le cornet, le bec appuyé sur la paroi externe du même méat qui lui sert de cannelure, il n'y a plus qu'à la diriger doucement et lentement dans cette voie ; et comme l'orifice pharyngien de la trompe se trouve invariablement situé immédiatement en arrière du méat inférieur, la sonde le rencontre d'une manière infaillible et un petit tour de main suffit pour l'y faire entrer.

2° Le choix de la sonde a aussi son importance : une sonde trop fine ne vaut rien ; elle expose, d'une part, à blesser la pituitaire, et, de l'autre, sa lumière est trop petite pour rendre quelque service, soit qu'on veuille désagréger une collection de mucus à l'aide de l'insufflation, ou soit qu'on ait pour but d'injecter par son canal des fluides médicamenteux de diverse nature.

Une sonde trop grosse ne peut passer chez la plupart des malades, ou bien elle luxe ou brise le cornet inférieur, et peut labourer horriblement la muqueuse.

Une sonde dont le bec est trop recourbé a les mêmes inconvénients et peut produire les mêmes désordres.

Il faut donc employer une sonde de moyenne grosseur, largement ouverte, et dont le bec présente une très-petite courbure, de façon à pouvoir glisser facilement sous le cornet un petit bourrelet circulaire, sorte de renflement olivaire, doit y arrondir son extrémité terminale, afin d'éviter la contusion ou une blessure quelconque de la membrane.

Chaque mouvement pour faire progresser la sonde doit être lent, moelleux, sans effort ni brusquerie. Si un obstacle se rencontre, il faut le tourner sans le vaincre, et pour cela employer de petits mouvements de latéralité. En allant lentement on est sûr d'arriver au but.

3° Enfin, si le bec de la sonde se trouvait engagé dans le méat moyen, au lieu de glisser sous le cornet inférieur, il faudrait retirer la sonde aussitôt l'erreur reconnue, et, s'aidant de la lumière et de la vue, introduire l'instrument dans le méat inférieur, qui est la seule voie directe et certaine.

Citerai-je, pour mémoire, le singulier moyen qu'on a proposé, de porter l'indicateur gauche à travers la bouche, jusque dans le pharynx, afin de reconnaître l'embouchure de la trompe et de guider la sonde au moment où elle doit s'y introduire !

Il faut réellement n'avoir jamais pratiqué cette opération

que sur le cadavre, pour oser conseiller une semblable manœuvre.

Ce n'est là, disons-le, qu'un procédé d'amphithéâtre, qui ne doit point trouver place ici. En effet, sans compter la répugnance des malades, qui est bien quelque chose, on provoquerait assurément des mouvements de déglutition, des envies de vomir, tout à fait incompatibles avec l'opération que l'on veut pratiquer, ainsi que je l'ai fait voir tout à l'heure, en parlant des procédés d'Itard et de Ménière.

L'inexpérience seule a pu suggérer ce procédé, en tout point défectueux.

ACCIDENTS DU CATHÉTÉRISME DES TROMPES D'EUSTACHE.

Ces accidents sont locaux ou généraux — A. ACCIDENTS LOCAUX.

1° *La déchirure de la valvule inférieure du canal nasal.* — C'est là un accident de médiocre importance ; il provoque, toutefois, un peu de douleur ainsi que l'écoulement d'une ou deux gouttes de sang. Mais l'habileté de l'opérateur peut se trouver compromise aux yeux du malade ou des assistants, et c'est une raison pour apporter une grande attention à l'introduction de la sonde ; car ce n'est qu'à ce moment de l'opération que cet accident, d'ailleurs léger, peut se produire.

2° *Une sensibilité extraordinaire de la pituitaire, causée par une phlegmasie invétérée* (coryza chronique ou ulcéreux), peut rendre le contact de la sonde tellement douloureux, qu'elle arrache des cris aux malades les plus courageux qui en sont atteints, et rendre toute opération impraticable. J'ai vu des hommes eux-mêmes sur le point de tomber en syncope, tant la douleur était violente.

Je me suis précédemment étendu sur ce sujet p. 140, et

l'on y trouvera ce qu'il faut faire en pareille occurrence.

3° *Éternument.* — Chez certains sujets sensibles, aussitôt que la soude touche la membrane pituitaire, un ou plusieurs accès d'éternument se produisent, et le chirurgien est obligé de retirer la sonde et d'attendre que ce léger accident soit calmé avant de recommencer la manœuvre.

Il est rare que l'éternument se renouvelle une deuxième fois; mais bien certainement, je ne l'ai jamais vu se montrer à la troisième tentative. Il n'est donc besoin que d'avoir un peu de patience.

4° *Épiphora.* — Il n'est peut-être pas un seul malade qui, à la première introduction de la sonde dans les fosses nasales, ne soit pris d'un larmoiement plus ou moins considérable. Quelquefois, une ou deux larmes seulement apparaissent au grand angle de l'œil.

Mais dans d'autres circonstances, principalement chez les enfants lymphatiques, chez les femmes nerveuses et même chez les hommes impressionnables, à peine le cathéter a-t-il touché la membrane muqueuse, qu'on voit la conjonctive du même côté s'injecter rapidement; l'œil devenir humide et se convulser en haut, cherchant ainsi un refuge sous la paupière contre la lumière qui le blesse; en même temps des flots de larmes brûlantes s'écoulent le long de la joue correspondante. On dirait un véritable accès de névralgie faciale de la cinquième paire.

C'est qu'en effet, la membrane des fosses nasales reçoit du ganglion sphéno-palatin tous les filets nerveux, qui lui donnent sa sensibilité exquise. Il n'y a donc rien d'étonnant que, par sympathie ou action réflexe, le filet lacrymal de la branche ophthalmique, de la même paire de nerfs, reçoive pour ainsi dire le contre-coup causé par l'irritation de la sonde aux nerfs sphéno-palatins.

La glande lacrymale, à laquelle, finalement, viennent

aboutir tous ces effets, se plaint à sa manière, et sa sécrétion se trouvant tout à coup augmentée sous l'influence d'un stimulus, les larmes s'écoulent à la surface de l'œil et, en raison de leur abondance, s'étendent en nappe sur la joue.

Pour les personnes étrangères à notre profession, tous ces symptômes, si extraordinaires en apparence, pourraient faire croire que le malade a éprouvé une violente douleur. Il n'en est rien cependant. C'est le simple contact d'un corps étranger à la surface d'une membrane délicate et fort sensible qui a causé tout cet orage d'un moment.

L'opération n'a même pas été suspendue ; le patient n'a accusé qu'un chatouillement dans la fosse nasale. Quelques secondes ont suffi pour que tout cet appareil de symptômes alarmants soit calmé, et le malade est vraiment étonné d'avoir versé tant de larmes pour une si minime douleur.

Pourtant quelques enseignements doivent ressortir de ce singulier phénomène.

C'est qu'il faut être très-réservé dans l'emploi du cathétérisme chez les personnes sujettes aux maux d'yeux, de quelque espèce qu'ils soient ; chez les enfants et les jeunes gens surtout. Il suffit, en effet, qu'ils aient été affectés, à une époque déjà plus ou moins éloignée, de blépharite, de conjonctivite et surtout de kératites (en première ligne la *phlycténoïde*), pour que la moindre cause d'irritation tende à réveiller ces phlegmasies toujours mal éteintes, principalement chez les malades lymphatiques ou strumeux. Mais je dois aussi dire, à la vérité, que même dans ces cas, les plus défavorables au cathétérisme sans aucun doute, je n'ai jamais vu survenir les accidents dont je viens de parler, quand il était employé avec prudence et une certaine mesure.

5° *Épistaxis.* — Soit que la membrane de Schneider ait été éraillée par le bec de la sonde, ou même qu'elle ait subi une véritable déchirure de son tissu, on voit assez souvent quelques gouttelettes de sang s'écouler pendant que la sonde parcourt la fosse nasale. D'autres fois il ne s'écoule pas de sang, mais en retirant la sonde on voit sur son bec quelques stries sanguinolentes. Si, après l'opération, le malade vient à se moucher, son mouchoir est souillé à l'instant d'une quantité quelquefois considérable de sang et de mucus plus ou moins concret, mêlés ensemble.

Il arrive aussi que le sang, quand il vient de la partie postérieure des fosses nasales, du pavillon de la trompe ou de la paroi latérale du pharynx qui l'avoisine, ne sort point par la fosse nasale, mais, tombant le long du pharynx, est ramené dans la bouche et lancé au dehors par les efforts d'expuition. Les enfants avalent le sang avec leur salive, et ce petit accident passe alors inaperçu.

Mais le plus souvent, chez les sujets pléthoriques, dont la membrane, à la suite de coryzas répétés, est restée rouge, gonflée, luisante, comme hérissée de grosses papilles pleines de sang, il n'est pas nécessaire qu'une éraillure soit faite par la sonde ; le simple contact de l'instrument, surtout si c'est en hiver et qu'on n'ait pas eu le soin de le chauffer, peut faire naître une véritable épistaxis.

L'aspiration d'un peu d'eau froide, il est vrai, permet toujours de l'arrêter promptement. Mais l'opération est manquée.

La réputation du chirurgien est fort compromise aux yeux du malade et des assistants ; il est aussi fort douteux qu'il revienne vous demander de nouveaux soins. Tant il est vrai que, dans cet art difficile, tout n'est que déception et ennuis.

Vous apporterez le plus grand soin au procédé opératoire ; les sondes seront parfaitement choisies, chauffées dans l'eau tiède, trempées dans le blanc d'œuf ; même, vous aurez donné la préférence à une algalie en caoutchouc, souple, mince, sans nœuds, dont le bec soit parfaitement poli ; tout cela devient inutile, et l'échec dont je parlais à l'instant devient inévitable dans les circonstances que j'ai fait connaître précédemment.

6° *Une toux nerveuse* peut aussi troubler l'opération ; mais cet accident est sans importance. Il s'agit de savoir attendre, pour être sûr de réussir, quelques instants après que l'accès est calmé. On voit aussi fort souvent les malades être pris d'un besoin irrésistible de tousser, la première fois qu'on tente l'introduction du spéculum dans le conduit auditif externe.

Quelques ramuscules du pneumo-gastrique qui viennent se rendre à l'oreille externe avec les filets du plexus cervical, expliquent bien la toux dans ce dernier cas : mais, pour le premier, il faut de toute nécessité invoquer l'action réflexe, de même que pour l'éternument, l'épiphora, etc.

7° Les convulsions du voile du palais étaient fréquentes et presque impossible à éviter, quand on se servait des anciens procédés de cathétérisme, alors qu'en passant au-dessus du voile, la sonde le touchait infailliblement ; aujourd'hui, si l'on veut employer mon procédé, cet accident peut toujours être évité, puisque la sonde, en suivant le méat inférieur, rencontre la trompe et son embouchure, avant d'avoir pu toucher le voile du palais ou le pharynx.

8° Il en est de même des envies d'avaler, de vomir ; et même les vomissements d'aliments qui surviennent, quand on a le malheur d'opérer peu de temps après le repas.

C'est pour éviter cet accident qu'il est bon de recevoir les malades le matin, ou bien, si c'est dans l'après-midi, il faut avoir soin de s'informer si plusieurs heures se sont écoulées depuis que le malade a mangé.

D'ailleurs, pour que cet accident ait lieu il faut de toute nécessité que la sonde ait heurté ou le pharynx ou le voile du palais; or on ne les touche, mais d'une manière certaine, qu'en suivant le procédé d'Itard ou de Ménière; et un des principaux avantages de celui que je recommande est d'éviter sûrement ces accidents, forts désagréables dans tous les cas.

9° A la suite de pharyngites chroniques simples ou granuleuses, d'esquinancies répétées, les amygdales étant restées hypertrophiées, il n'est pas rare de rencontrer une contraction spasmodique du pavillon de la trompe au moment où la sonde se présente pour en franchir l'orifice.

Chez les sujets nerveux, aussitôt que la sonde touche la pituitaire, le voile du palais se convulse en haut. Or, pendant ces contractions violentes, quelle qu'en soit la cause, les muscles péri-staphylins, prenant leur point d'appui sur l'embouchure de la trompe, en effacent complétement l'orifice, à ce point que l'instrument ne saurait le franchir sans effort.

Si cette contraction spasmodique survient seulement au moment où la sonde pénètre dans la trompe, à l'instant le bec est expulsé du conduit et tombe dans le pharynx : la manœuvre est à recommencer.

10° Et si, pour engager la sonde malgré les contractions des muscles, le chirurgien emploie un peu de résistance, le bec de la sonde va déchirer la muqueuse, dont la consistance est souvent altérée par une inflammation chronique, (granuleuse, catarrhale ou autre) et un emphysème va se produire spontanément dans les mouvements de déglutition ou bien encore à la première insufflation d'air.

J'insiste beaucoup sur ces détails importants, qui n'ont encore été donnés par aucun auteur et qui, néanmoins intéressent le praticien au plus haut degré.

11° *Emphysème pharyngo-laryngien.* — Lors donc que la muqueuse de l'embouchure de la trompe ou de la paroi latérale voisine du pharynx a été déchirée, même légèrement, par le bec de la sonde, rien ne vient trahir tout d'abord cette petite lésion, insignifiante partout ailleurs; mais si le malade fait un brusque mouvement de déglutition, ou si vous insufflez une petite quantité d'air pour explorer la trompe, à l'instant, le malade est renversé sur son siége comme s'il avait été touché par la foudre.

Dans ce moment suprême et vraiment effrayant il porte les mains à son cou, comme pour indiquer le siége du mal qui le suffoque; l'œil est hagard, la face violette, la bouche béante, la voix éteinte; on croirait assister à une de ces scènes déchirantes qui caractérisent l'œdème de la glotte, à sa dernière période.

Mais, si à l'aide du doigt, rapidement porté dans la bouche, vous abaissez fortement la langue, vous apercevez un emphysème considérable qui soulève toute la muqueuse du pharynx, et même a envahi le larynx et plus spécialement les replis aryténo-épligottiques. — Il n'y a dès lors qu'à déchirer avec l'ongle du doigt qui tient la langue abaissée une des bosselures emphysémateuses de la membrane muqueuse; l'air s'échappe en sifflant et le malade est guéri. Mais je ne doute pas qu'il ne succombât rapidement à l'asphyxie qui le menace, si l'on ne se pressait d'intervenir. Il paraît même que plusieurs accidents de ce genre, arrivés à Londres, ont eu une funeste terminaison.

C'était à l'époque où, pour pratiquer l'insufflation, au lieu de se servir du petit soufflet ordinaire, nos voisins d'outre-mer employaient généralement la machine de Kramer, sorte de pompe pneumatique que l'on chargeait à plusieurs atmosphères.

Si, en France, nous n'avons point eu de mort à déplorer; quelques cas d'emphysème ont été observés, soit qu'on employât la sonde d'argent ou celle de caoutchouc.

Pour ma part, j'en ai observé un cas, au début de ma pratique et dans mon cabinet.

Je ne doute pas que pareil accident ne soit arrivé à mes confrères, et qu'ils n'eussent à nous faire quelque confidence semblable, s'ils voulaient être de bonne foi.

Même, certaines confessions que j'ai reçues m'en donnent l'assurance.

Jamais, chose remarquable, cet accident ne s'est produit à mon dispensaire public et gratuit, où cependant, depuis 1854, j'ai traité un nombre vraiment considérable de sourds.

C'est un accident que rien ne peut faire prévoir, qu'aucune précaution ne peut faire éviter, et qui doit dépendre d'une disposition particulière de certains sujets : par exemple quand il existe sur les bords du pavillon de la trompe quelques cryptes muqueux, à goulot évasé, à fond aminci et que la sonde peut déchirer, même quand elle est conduite avec douceur.

12° *Rupture de la membrane du tympan.* — A la malheureuse époque à laquelle je faisais allusion tout à l'heure et quand la pompe pneumatique de Kramer était en honneur, on produisait souvent et involontairement la rupture de la membrane du tympan, pendant l'insufflation d'air dans la trompe et la caisse de l'oreille. On comprend facilement, en effet, qu'une membrane, élastique, il est vrai, mais mince, ténue et peu résistante comme le tympan, ne puisse soutenir l'effort d'une pression de plusieurs atmosphères et qu'une colonne d'air lancée par cette formidable machine devait briser la cloison tympanique avec une extrême facilité.

Mais cette rupture de la cloison a aussi été produite, paraît-il du moins, par la simple insufflation faite avec le soufflet en caoutchouc. L'inflammation chronique de la membrane peut, en diminuant sa densité, prédisposer à cet accident.

En 1852, Marc d'Espine, de Genève, rapportait avec une grande candeur [1] que sur un chiffre de plusieurs mille insuf-

[1] *Archives gén. de médecine.*

flations, cet accident lui était arrivé deux fois; il s'était servi de la sonde d'argent et du petit soufflet.

L'accident n'eut pas de suite fâcheuse : la perforation, il est vrai, ne se cicatrisa pas, et les malades, fort sourds d'ailleurs, n'en éprouvèrent réellement aucun préjudice.

Il est certain que dans ces cas malheureux, une phlegmasie préalable ou chronique de la membrane a dû altérer sa structure et en ramollir le tissu délicat, préparant ainsi à l'avance une rupture inévitable à la moindre insufflation, ou au moindre effort de toux, d'éternument, pendant l'action de se moucher, etc., ainsi que j'en ai vu deux exemples.

Comme ils ont un grand rapport avec l'accident précédent et que le chirurgien fut accusé d'une impéritie dont il était d'ailleurs fort innocent, je vais les rapporter en peu de mots, pour l'instruction de ceux qui me liront.

Obs. X. — Il s'agit de deux malades atteints de catarrhe invétéré de l'oreille moyenne. Indépendamment du cathétérisme des trompes, que je pratiquais une ou deux fois la semaine, j'avais prescrit quelques doses d'iodure de potassium, désirant combattre par ce moyen des symptômes strumeux dont les malades étaient atteints, et qui tenaient en échec la médication locale depuis quelque temps.

Comme il arrive d'ordinaire, sous l'influence de l'iodure potassique un coryza se manifesta après quelques jours de ce traitement; le mucus sécrété par les fosses nasales, toujours si abondant chez les sujets lymphatiques, le devint encore plus dans cette circonstance, et le malade, obligé de se moucher souvent et avec force, eut le malheur de produire une petite déchirure de la cloison tympanique pendant un de ces efforts d'excréation.

Il est bien entendu qu'il fit l'honneur de cet accident à la maladresse du chirurgien, trouvant là un expédient facile pour se débarrasser de toute reconnaissance à l'égard de ce dernier.

Tout est piéges et embûches dans l'exercice de notre art.

Que de fois j'ai été consulté pour des enfants qui, pendant les quintes de toux de la coqueluche, avaient eu tout à coup un écoulement de sang par une oreille, indice certain de la rupture du tympan.

Il faut bien se garder, dans ces cas, de pratiquer la moindre exploration de l'oreille, tant que le flux sanguin dure encore, car on ne manquerait pas d'attribuer l'accident à votre maladresse. Il faut savoir attendre et conseiller des palliatifs pendant quelques jours.

13° *Otite traumatique.* Le cathétérisme trop souvent répété fatigue la membrane muqueuse, l'irrite et peut en déterminer l'inflammation, qui est dans ce cas tout à fait traumatique.

Mais j'ai vu aussi la simple introduction d'une petite bougie faite une seule fois donner naissance à une phlegmasie douloureuse qui se propagea à la caisse et exigea un traitement antiphlogistique.

Il faut donc être sobre de ces explorations, plus sobre encore quand il s'agit d'un traitement long, qui nécessite impérieusement l'emploi de la sonde à certains intervalles.

On doit le reconnaître, s'il est vrai de dire que le cathétérisme a rendu et rend encore des services incontestables dans le traitement des surdités, pourtant il faut avouer que c'est une opération dont on a étrangement abusé et dont on abuse encore tous les jours. — Entre l'usage et l'abus il faut savoir faire un choix prudent, et ce choix n'est pas moins utile au malade qu'il fait honneur au chirurgien.

B. ACCIDENTS GÉNÉRAUX.

Les accidents généraux que le cathétérisme des trompes peut occasionner sont en petit nombre :

Ce sont : 1° les frissons, la fièvre ; 2° la névralgie faciale ; 3° une céphalalgie persistante ; 4° une aggravation de la surdité que l'on voulait améliorer ou guérir.

1° Nous avons vu que chez certains sujets craintifs et même

pusillanimes, la simple vue d'un instrument leur fait éprouver une frayeur subite, qui se traduit par des horripilations, des frissons même. Mais ces accidents sont de courte durée et ne présentent aucun danger sérieux.

Il suffit de faire respirer quelques sels, un peu d'éther ou de vinaigre, pour les voir disparaître.

La fièvre peut durer plusieurs jours, soit qu'on la considère comme la suite ou l'effet du trouble nerveux toujours plus ou moins considérable qui a causé l'opération, et indiquant par conséquent une lésion de l'innervation, pareille en cela au frisson initial des fièvres intermittentes, etc. ou bien que le contact de la sonde ait déterminé l'explosion d'une otite qui se révèle par un de ses symptômes initiaux.

Les moyens de traitement à opposer à ces accidents doivent donc varier et ont été décrits ailleurs[1].

2° On a pu croire que le cathétérisme des trompes avait été la cause efficiente d'une névralgie faciale, quand celle-ci se montrait presque en même temps ou quelques jours après l'opération. Le fait est vrai quoique fort rare; seulement on se demande si c'est le contact de la sonde sur la pituitaire qu'il faut accuser de cet accident, ou s'il faut, au contraire, le rapporter à la coïncidence d'une otite, laquelle d'ailleurs comme nous l'avons vu, peut être provoquée par l'opération.

Enfin, dans le plus grand nombre de cas, la névralgie ne doit être attribuée ni à l'une, ni à l'autre de ces causes, mais à quelque dent cariée, à la sortie difficile d'une dent de sagesse; et ce n'est plus alors qu'une pure coïncidence, dont il faut tenir compte, il est vrai, mais qui n'incombe en aucune façon au cathétérisme lui-même.

3° La céphalalgie persistante est un accident que je n'ai

[1] *Traité pratique*, p. 209 et suiv.

observé que sur les sujets nerveux, surtout les femmes, quand elles avaient été soumises longtemps à l'usage quotidien et prolongé des sondes.

Pour obtenir la guérison de cette céphalée, réellement horrible parfois, il suffit le plus souvent d'interrompre ou même, s'il est nécessaire, de suspendre complétement tout traitement, jusqu'à la disparition de l'accident qui tourmentait la malade.

Dans les cas rebelles, quelques bains, le séjour à la campagne, l'éloignement des centres bruyants, le repos complet de l'esprit et du corps suffiront pour assurer le succès.

Devrai-je ajouter cependant que chez les femmes on devra favoriser les fonctions menstruelles et en régulariser le retour.

Chez les hommes sujets aux flux hémorrhoïdaires, il faudra, s'il est possible, aider ces évacuations salutaires à l'aide de moyens appropriés, les bains, l'exercice à pied, en voiture, mais surtout l'équitation. — On pourra encore recourir aux aloétiques, administrés avec prudence.

Quant à résoudre la question suivante : — A quelle époque faudra-t-il reprendre le traitement interrompu ; en général il sera utile d'attendre le printemps ou l'automne, les accidents dont nous avons parlé n'ayant jamais été observés pendant la belle saison, toujours si propice à la guérison de nos maux.

4° Enfin, on a vu l'usage trop répété du cathétérisme des trompes augmenter la surdité et même les bourdonnements, que cette opération devrait améliorer ou guérir.

C'est là une vérité grave et qu'il faut toujours avoir présente à l'esprit.

CHAPITRE XV

SUR LES DIFFÉRENTES INJECTIONS QUE L'ON PEUT FAIRE PÉNÉTRER AVEC SUCCÈS DANS L'OREILLE MOYENNE, SELON LES CAS DE SURDITÉ.

La manière de sonder l'oreille était à peine connue dans la pratique, que déjà l'on discutait sur la possibilité et les avantages qu'il y aurait à faire pénétrer de la sorte, dans les trompes et la caisse, des fluides de diverses natures, liquides ou gazeux, simples ou médicamenteux.

C'était vers la première moitié du siècle dernier. Une importante découverte occupait alors les loisirs du monde savant.

Un homme jusqu'alors obscur et tout à fait inconnu, un simple maître de poste, devenu complétement sourd et ne trouvant aucun soulagement près des empiriques, conçut le singulier projet d'étudier la structure compliquée de l'oreille. Il cherchait ainsi à être le propre artisan de sa guérison.

L'ouvrage de Duverney, avec ses belles gravures, lui ayant fourni des indications fort utiles, ce pauvre sourd eut l'ingénieuse idée de fabriquer lui-même une sonde en plomb, qu'il ajustait à une seringue remplie d'eau tiède ; puis, portant le bec de son instrument, à travers la bouche, derrière le voile du palais et jusqu'à la trompe d'Eustache, il put, après quelques tâtonnements, y faire passer l'injection. quelques séances lui suffirent pour sa guérison ; car, à la troisième, il entendit tout à coup et aussi nettement qu'avant d'être atteint de son infirmité.

Cette découverte, confirmée par de nouveaux succès ne laissait aucun doute sur son importance dans l'avenir, et, en effet, elle en a acquis une qui lui assure une place honorable dans l'histoire.

Ainsi donc, voici un malade guéri de sa surdité par une injection d'eau tiède dans la trompe d'Eustache, et cela d'une manière incontestable. Les registres de l'Académie des sciences en font mention pour l'année 1724, et l'on trouve la description de l'instrument et sa figure dans l'*Arsenal de chirurgie*, de Garengeot, publié vers la même époque.

Cet exemple vraiment merveilleux de guérison trouva beaucoup d'incrédules, et le maître de poste un grand nombre d'imitateurs; mais les résultats furent loin de répondre aux brillantes espérances qu'on avait conçues un moment.

Les théoriciens de l'époque ne manquèrent pas de se récrier sur les inconvénients et les dangers d'introduire un corps étranger, comme l'eau, avec un instrument grossier, dans des cavités délicates, chargées de fonctions encore mystérieuses, et dans lesquelles la nature n'avait déposé qu'un air inné.

Ces explications erronées et pourtant séduisantes, du moins en apparence, exercèrent sur la nouvelle et précieuse découverte la plus fâcheuse influence, et, chacun la bafouant à l'envi, elle tomba pour quelque temps dans l'oubli le plus complet et aussi le plus immérité.

De nos jours et même depuis longtemps que sont éteintes les passions violentes que la découverte d'un pauvre sourd, étranger à la médecine, il est vrai, avait excitées à se produire, on peut juger avec calme l'importante question qui s'y rattache.

Je m'explique. Nous savons tous qu'il se forme souvent dans les fosses nasales des concrétions de mucus qui peut devenir très-adhérent, d'une dureté extrême, et ne se détacher qu'après avoir été humecté d'eau tiède.

La membrane des trompes d'Eustache étant la même que celle des narines, la même phlegmasie (coryza ou autre) peut s'y propager ; le mucus, qu'elle sécrète en plus ou moins grande abondance, peut y subir les mêmes modifications et obstruer complétement la trompe. Or, ce conduit n'ayant dans sa partie étroite, à la jonction de la portion osseuse et cartilagineuse, qu'un demi-millimètre de diamètre, il suffit d'une petite quantité de mucus desséché, dur et adhérent, pour en déterminer l'oblitération et causer une surdité rapide et complète.

Tel était assurément le cas de Guyot (c'était le nom du maître de poste), que je citais tout à l'heure, et qui recouvra l'ouïe à la faveur de deux ou trois injections d'eau tiède portées avec art jusque dans le conduit guttural de l'oreille. Mais, comme toutes les surdités ne reconnaissent pas une même cause efficiente, on comprendra sans peine que ce même traitement, appliqué empiriquement à toutes les cophoses, quelle que fût leur nature, ne pouvait toujours réussir.

C'est en effet ce qui eut lieu, et l'histoire du temps a pris la peine de nous en instruire. Mais, aujourd'hui que les causes des différentes espèces de surdité sont parfaitement connues, et qu'on peut leur appliquer un traitement rationnel et méthodique, l'objection précédente tombe d'elle-même et reste sans valeur.

Pourtant ces insuccès eurent leur utilité, et la thérapeutique s'enrichit de plusieurs moyens nouveaux d'injecter l'oreille moyenne des fluides médicamenteux, quand les injections liquides n'avaient pas réussi.

Déjà Valsalva, Busson, Munnichs avaient imaginé de faire aspirer aux sourds des vapeurs de fleurs odorantes, de mélilot, de tabac, de trèfle d'eau ou autres, et, en fermant le nez et la bouche avec force, les obligeaient à se porter vers l'oreille moyenne pendant l'expiration.

On trouve aussi, dans les thèses de Haller, reproduite l'idée d'employer l'air médicamenteux contre la surdité. Un chirurgien de son temps conseillait aux sourds d'inspirer des vapeurs d'hydromel, par exemple, et ils s'en trouvaient bien. Un peu plus tard, vers 1792, Herpold, à Copenhague, proposa de substituer l'air atmosphérique, tout simplement, aux différentes injections jusqu'alors mises en usage pour la trompe d'Eustache, et il obtint ainsi, paraît-il du moins, quelques succès qui émerveillèrent ses contemporains.

Il est certain que l'injection d'air est un moyen aussi simple que rapide de désobstruer la trompe et la caisse, quand ces deux cavités sont remplies de mucus épais et visqueux. Ce mucus adhérent aux osselets et aux fenêtres, empêche leur jeu facile et régulier, cause la dureté d'oreilles, le bourdonnement, et si, par ses propriétés *glutineuses*, il vient à invisquer l'orifice interne de la trompe, la surdité peut se montrer rapide et complète. C'est dans ce cas, il faut l'avouer, que quelques *bulles d'air*, poussées convenablement et venant éclater au milieu de ce mucus encore liquide mais épais, ont pour effet immédiat d'en désagréger les éléments, d'en briser les molécules, et, les réduisant en une sorte de poussière ténue, rendent à l'instant à la trompe l'intégrité de son calibre et à l'oreille sa fonction délicate.

Le sourd recouvre alors l'ouïe rapidement, et le plus souvent à l'instant, de même que l'aveugle à qui l'on vient d'abattre la cataracte perçoit au moment même quelques rayons lumineux.

Mais ces cas heureux de la pratique (du moins en ce qui concerne l'oreille) sont relativement fort rares ; et le plus souvent c'est contre des lésions organiques invétérées, causes de surdité, que nous devons agir. Les résultats ne peuvent donc être aussi prompts et aussi décisifs.

Une des altérations les plus communes et les plus rebelles, est le catarrhe chronique de la trompe et de l'oreille moyenne, cas dans lesquels la membrane muqueuse est plus ou moins épaissie.

Itard est le premier qui ait étudié avec soin cette affection, et avec la supériorité qu'on lui connaît; mais bientôt il remarqua, et cela avec une grande justesse, que dans ces cas les lésions organiques chroniques des membranes malades et plus ou moins profondément altérées ne cédaient pas aux injections d'eau, et encore moins aux douches d'air atmosphérique. Mais il obtenait des résultats satisfaisants avec les douches sulfureuses, de résines odorantes et aromatiques, et même de vapeurs d'éther, quand l'élément nerveux prédominait.

La science en était là, quand Marc d'Espine publia ses recherches sur les affections de l'appareil auditif, et vint démontrer de nouveau l'utilité des injections liquides, tenant en solution des substances actives et appropriées aux différents cas. Ainsi la solution très-étendue de potasse, de noix vomique, de strychnine, de vératrine, etc., ont procuré des succès positifs dans des cas rebelles et bien déterminés.

J'en ai rapporté moi-même un grand nombre d'exemples[1].

Du reste, l'expérience de chaque jour est venue donner à cette thérapeutique une éclatante consécration.

En effet, tout le secret de guérir est là. Vouloir traiter les causes multiples qui engendrent la surdité avec un même moyen (la douche d'air, par exemple), c'est exposer les malades aux plus grandes déceptions et la médecine au ridicule. Ce n'est, disons-le hautement, qu'après avoir établi, par un examen consciencieux et un diagnostic exact, à quelle maladie de l'oreille on a affaire, qu'on peut instituer un traitement vraiment efficace, pour les cas du moins qui, n'étant

[1] Les formules de ces injections sont publiées un peu plus loin.

pas au-dessus des ressources de l'art, sont susceptibles d'amélioration et même de guérison.

On me permettra d'ajouter une dernière réflexion : c'est qu'il y a très-peu de maladies d'oreilles qui soient complétement locales.

La goutte, le rhumatisme, la syphilis, et par-dessus tout la scrofule, sont des causes qui viennent à chaque instant mettre en échec la médication topique la mieux dirigée. Il faut donc toujours avoir présentes à l'esprit ces graves complications dans le traitement que l'on veut entreprendre ; et, pour ma part, je dois avouer que j'ai vu guérir nombre de sourds par un traitement général convenablement administré et suivi avec persévérance.

Certaines eaux minérales bien appropriées à la cure peuvent aussi fournir leur contingent d'utilité.

FORMULES DES INJECTIONS.

Je ne saurais admettre avec Kramer que les douches de vapeur d'éther doivent être le seul remède à opposer aux variétés de la surdité nerveuse. A chacune de ces variétés il faudrait un moyen approprié en rapport avec la cause connue ou présumée de la cophose.

De même qu'il y a des surdités presque absolument incurables, telles que la surdité qui succède aux convulsions, à la commotion, etc., de même il y a des surdités qui guérissent spontanément, ou à l'aide d'une médication rationnelle qui, en détruisant la cause, fait disparaître l'effet. A ce dernier ordre se rattachent la surdité qui suit quelquefois les fièvres intermittentes, la surdité sympathique de la présence des vers ou d'un embarras gastrique, la surdité rhumatismale, syphilitique, etc. Il est bon de savoir que la cophose qui affecte l'individu atteint de fièvre périodique disparaît d'elle-même dans la convalescence de cette fièvre, sans qu'il soit nécessaire de recourir, comme on l'a fait, à l'intervention dangereuse de l'électricité.

J'ai prouvé du reste, par la comparaison d'observations empruntées à Itard, à Kramer, à ma pratique personnelle et à la clinique des hôpitaux, que les lésions de l'oreille moyenne étaient la cause la plus fréquente de la surdité dite nerveuse, et qu'on pouvait y remédier dans une certaine mesure à l'aide d'injections médicamenteuses pratiquées par les trompes. C'est sur ce point de la médecine auriculaire que nous voulons donner quelques détails.

a. *Injections de potasse caustique.*—Dans les cas où le diagnostic permet de croire à un état mamelonné de la muqueuse des trompes ou de la caisse, et en particulier chez les sujets dont la surdité est consécutive à une fièvre typhoïde, d'après l'indication de Marc d'Espine, j'injecte une solution de potasse caustique dans l'oreille moyenne. Pour cela, on mélange quelques gouttes d'une solution concentrée de potasse caustique avec de l'eau jusqu'à ce que, en portant un peu de ce mélange sur la langue, on éprouve un chatouillement léger. Cela fait, on aspire au moyen d'une pipette, d'une seringue ou d'un petit tube une quinzaine de gouttes de la solution affaiblie; puis, après avoir instillé dans le cathéter creux, préalablement introduit dans la trompe, le nombre de gouttes qu'on croit convenable, on les pousse dans l'oreille moyenne à l'aide d'un soufflet en caoutchouc. Au début, le nombre des gouttes est de quatre à cinq tous les deux jours, puis, un peu plus tard, de huit à dix. Je m'arrête lorsque la trompe et la caisse s'emplissent de bruits muqueux pendant l'insufflation. Quand l'opération a bien réussi, le malade accuse un sentiment de chaleur avec fourmillement dans l'oreille. Cette douleur est légère et disparaît assez vite; quelquefois cependant elle persiste jusqu'au soir. Il est d'ailleurs prudent de n'opérer, le premier jour, que d'un côté si la douleur est trop vive. Si tout d'abord les trompes s'emplissent de bruits muqueux dans les efforts d'expiration ou pendant l'insufflation, l'on se contente pendant une huitaine de jours de pratiquer des injections d'air sec ou rendues excitantes par l'addition de quelques gouttes d'éther ou de chloroforme. Pour arriver ainsi à un résultat satisfaisant, le nombre des injections potassiques a varié jusqu'ici de une à sept, huit et plus. Il n'y a, du reste, aucun inconvénient à les multiplier.

b. *Injections de vapeur d'éther ou de chloroforme.* — Nous venons de voir les douches d'air chloroformées employées concurremment avec les injections potassiques pour modifier les propriétés vitales des organes de l'ouïe; ces douches de vapeur d'éther ou de chloroforme peuvent être utilisées dans les cas où l'on peut croire à une paralysie essentielle du nerf acoustique. Les douches de vapeur de chloroforme m'ont rendu des services réels quand la surdité s'accompagnait de tintements ou de bourdonnements. Soit que l'on se serve d'éther, soit qu'on ait recours au chloroforme, on en administre la vapeur à l'aide d'une bulle de gomme élastique munie d'un robinet, dans laquelle on a versé quelques grammes d'éther acétique ou de chloroforme (en commençant par 1 gramme jusqu'à 4 et 5 en différentes fois). La seule chaleur de la main fait volatiliser le liquide; en approchant alors le robinet ouvert de la sonde préalablement introduite dans la trompe, une simple pression des doigts suffit pour chasser la vapeur dans les cavités de l'oreille.

c. *Injections de strychnine.* — Si l'éther ou le chloroforme ne réussit pas, il faut essayer la strychnine, la noix vomique, la vératrine, etc. Dans ces cas rebelles ou désespérés, toutes les tentatives qui ne nuisent pas sont légitimes. La manière dont je formule les injections de strychnine est celle-ci :

N° 1.	Strychnine.	0,20	centig.
	Éther acétique.	16	grammes.
	Eau distillée.	16	—

Agitez.

N° 2.	Strychnine.	0,50	centig.
	Acide acétique.	7	gouttes.
	Eau distillée.	16	grammes.

Faites deux solutions parfaitement transparentes dont on injecte trois à quatre gouttes dans chaque trompe. En employant la première formule, on injecte 1/55 de grain par séance ou 1/18 pour les deux oreilles. En employant la seconde, on injecte 1/12 de grain par séance ou 1/6 pour les deux oreilles.

L'effet de cette médication a été remarquablement heureux une fois sur douze.

J'ai employé dans le même but des injections de teinture alcoolique et d'extrait de noix vomique, mais sans résultat. J'ai constaté seulement que ces préparations n'avaient pas plus que la strychnine donné lieu à des accidents généraux.

d. *Injections de vératrine.*

Nº 1.	Eau.	20 parties.
	Vératrine.	1 partie.
	Acide acétique.	1 partie.

Cette solution n'a jamais été employée pure, mais étendue de quatre, cinq, six fois son volume d'eau. C'est un irritant topique très-douloureux.

Nº 2.	Alcool.	12 parties.
	Vératrine.	1 partie.

On étend cette solution de deux à vingt-quatre fois son volume d'eau.

La vératrine étant une substance extrêmement irritante, il faut commencer par des solutions très-étendues. La dose la plus faible dont j'aie fait usage a été de 1/144 de grain dans deux gouttes d'eau injectées dans la trompe. A cette dose, la sensation est médiocre; il y a cependant un peu d'irritation dans l'oreille qui a reçu l'injection.

La dose la plus forte à laquelle la vératrine ait été injectée est de 1/12 de grain dans trois gouttes d'eau alcoolisée. L'effet fut très-violent, la douleur de l'oreille déchirante. On injecta immédiatement de l'eau pure pour atténuer cette douleur; mais il y eut en définitive, après la septième insufflation de la solution, une amélioration suffisante pour autoriser de nouvelles applications de cet agent médicamenteux.

CONCLUSIONS.

1° C'est une grave erreur de croire que les injections d'air atmosphérique peuvent guérir toutes les espèces de surdité.

Herpold, chirurgien de Copenhague, qui le premier employa ce moyen thérapeutique, vers la fin du siècle dernier, le réservait seulement pour les cas d'engouement de la trompe et de la caisse, causés par des mucosités épaisses, visqueuses, mais encore liquides.

2° Quand ce mucus, durci, sec et adhérent, obstrue la trompe et cause la surdité, c'est aux fumigations et aux injections d'eau tiède qu'il faut recourir, ainsi que Guyot le tenta sur lui-même et avec succès, et pour la première fois, en 1724.

3° Mais dans les cas de catarrhe chronique, avec épaississement des membranes, il faut donner la préférence à des injections médicamenteuses, telles que : vapeur de goudron, genièvre, benjoin, myrthe, aloës ; injections de potasse étendue, de noix vomique, strychnine, etc., qui, toutes, donnent des succès dans des cas déterminés qui en réclament l'emploi.

CHAPITRE XVI

DES GOURMES ET DES FLUX PURIFORMES DES OREILLES.

On entend, en médecine, par le mot *gourme*, et plus spécialement dans le langage du monde, une maladie complexe dans ses manifestations et dangereuse dans ses effets.

A l'extérieur, cette affection est caractérisée par des éruptions qui ne sont pas toujours de la même nature, mais qui ont, de commun, leur siége au cuir chevelu, à la face, aux oreilles des enfants, des jeunes gens, et même des personnes plus ou moins avancées en âge.

Ces éruptions vésiculeuses ou pustuleuses se rapportent le plus souvent à l'eczéma et à l'impétigo.

Les anciens, qui connaissaient cette maladie pour l'avoir observée, donnaient le nom de gourmes à des ulcérations plus ou moins superficielles, qui se manifestent d'ordinaire au cuir chevelu, au front, aux tempes, aux oreilles.

Les anciens désignaient aussi, par ce nom, une sorte de croûte, ou plutôt un amas d'écailles superposées, dont le siége le plus ordinaire est le sinciput, et qui sont le résultat d'une transsudation cutanée. Ils regardaient généralement ces éruptions sordides ou furfurations comme des humeurs *peccantes* dont l'économie avait besoin de se délivrer.

Nous nous abstenons de reproduire ici toutes les théories émises à ce sujet et qui, d'ailleurs, sont parfaitement connues.

Nous allons d'abord décrire ce qu'on entend par gourmes, puis nous montrerons leur rapport avec les écoulements d'oreilles, qui en sont le plus souvent la terminaison, terminaison dangereuse, et qui peut engendrer la surdité, si l'art n'intervient à temps, avec toutes les ressources de la thérapeutique.

Les gourmes se présentent sous la forme de croûtes jaunes qui se détachent aisément du siége où elles sont formées; ces croûtes sont le résultat d'une concrétion muqueuse qui enduit et colle les cheveux en masses ou par couches; c'est surtout la nuit et pendant le sommeil que ce suintement s'opère. Le matin, les linges dont on couvre la tête des enfants en sont imbibés et tout à fait pénétrés.

Quand on examine de plus près le cuir chevelu, on y aperçoit des granulations, tantôt de forme acuminée, tantôt de forme aplatie, qui ne dépassent pas le niveau du tégument; il en est même qui ont la largeur des vésicules; elles sont quelquefois disséminées, mais le plus souvent rapprochées; il s'en échappe avec abondance une matière poisseuse, jaune, d'une couleur flavescente ou verdâtre, qui reste plus ou moins longtemps humide, qui parfois se dessèche rapidement, pour adhérer avec une certaine force aux régions du tégument qu'elle recouvre.

Plusieurs écoulements de cette humeur s'opèrent d'une manière successive ou simultanée, par les fosses nasales, mais surtout par les oreilles.

La matière se dessèche et forme des croûtes à la tête, aux lèvres, aux narines, derrière les oreilles, mais reste liquide aux oreilles et répand une odeur fort désagréable.

On se tromperait néanmoins si l'on pensait que les humeurs, qui fluent avec tant d'abondance de toutes ces parties, proviennent uniquement des éruptions qui se montrent de toutes parts sur la périphérie du cuir chevelu ou ailleurs.

L'excrétion morbide sort par toutes les voies et prend toutes les directions.

Comme je le disais tout à l'heure, elle s'échappe comme le liquide d'un réservoir où il surabonde.

L'humeur visqueuse, aussi jaune que l'or, qui agglutine les cheveux, est donc ici le phénomène le plus saillant. Elle arrose et baigne parfois toute la surface de la peau. Le visage des enfants est surtout couvert d'un masque hideux, qui les défigure à un point extrême, et qui afflige les mères, naturellement fort sensibles.

Souvent, les paupières se boursouflent, et les yeux, presque fermés, peuvent à peine distinguer les objets; la peau des oreilles se tuméfie; le conduit extérieur de l'ouïe s'oblitère, et les enfants deviennent sourds. C'est à ce moment surtout que les soins les plus éclairés doivent être prodigués, afin que l'enfant ne reste atteint pour sa vie d'une infirmité aussi fâcheuse que la surdité.

C'est là une vérité grave, et qu'on ne saurait trop méditer, puisque l'avenir des enfants en dépend.

Les malades viennent-ils à se gratter, le sang s'échappe par l'action réitérée des ongles, se mêle au mucus et imprime une teinte rougeâtre aux incrustations de la face, qui prend dès lors l'aspect d'une chair rôtie ou celui d'un gâteau sur lequel on aurait passé une couche de caramel. En effet, la peau du visage, de la tête, des oreilles est parfois comme feuilletée et comme si elle avait subi l'action du feu.

L'humeur qui transsude est parfois si abondante qu'elle jaillit par les fosses nasales, au point que les malades en sont, pour ainsi dire, suffoqués. Ajoutons que l'odeur de cette matière est tellement repoussante et nauséabonde, que les personnes même qui sont le plus accoutumées à soigner les enfants, ne la supportent pas sans une extrême répugnance.

D'autres accidents surviennent : les ganglions lymphatiques cervicaux peuvent participer à cette irritation générale. Les enfants éprouvent dans ces parties une tension qui les gêne, qui les tourmente avec excès et leur arrache continuellement des larmes. Le flux humoral subit quelquefois une prompte dessiccation ; mais, dans d'autres cas, ce flux reparaît avec toute son abondance.

Par la continuité de cette irritation, le cuir chevelu est parfois gercé, ainsi que les oreilles, et ces parties sont atteintes de petits abcès qui donnent issue à une matière purulente verdâtre, naturellement ou avec le secours de l'art.

C'est surtout lorsqu'un état de phlogose, de chaleur et de rougeur extrême se manifeste sur le cuir chevelu, au front, le long des joues, que les enfants sont en proie à des démangeaisons dont rien ne peut exprimer la violence. Ces démangeaisons redoublent encore quand on découvre les parties affectées et qu'on les expose à toute l'activité de l'air atmosphérique. C'est alors que les malades agitent ardemment leur tête contre leurs épaules. Pour peu que leurs mains soient libres, ils s'empressent de se gratter avec une vivacité qui exprime les délices que leur procure cette opération. Je me souviens d'un petit garçon de 5 à 6 ans, des plus intelligents, qui, craignant d'être grondé par sa mère, se cachait dans les lieux écartés, pour s'abandonner plus longtemps à cette espèce de jouissance.

Je n'entrerai point dans l'énumération longue et fastidieuse de toutes les causes qui favorisent le développement des gourmes et des flux d'oreilles.

Il me suffira de dire que cette maladie peut se trouver horriblement aggravée par des conditions organiques particulières, telles que le tempérament lymphatique, la négligence des soins de propreté, les erreurs de régime.

Les hommes, il faut le reconnaître, naissent tous avec une funeste inégalité dans leur conformation physique, qui fait varier leurs maladies; ils sont jetés dans le monde avec des dispositions primitives; une constitution lymphatique, des prédispositions héréditaires favorisent singulièrement le développement des maladies; mais, dans l'espèce dont il s'agit, la plus influente des causes est, sans contredit, celle de la nourriture, principalement la qualité du lait et de la bouillie. En général, on prodigue trop aux enfants les fruits crus, les gâteaux et autres friandises sucrées. Les différents flux d'oreilles attaquent surtout les enfants très-gras, qui engendrent beaucoup de superfluités.

Les anciens avaient sur ce sujet des idées fort analogues aux nôtres; ils pensaient avec raison, bien certainement, que, par suite de la voracité des enfants, les sucs alimentaires doivent s'accumuler dans les voies digestives; les bouches des vaisseaux en sont obstruées; la transpiration éprouve des obstacles, des interruptions. De là leurs préceptes si nombreux et si souvent renouvelés de régler d'une manière attentive et le régime des nourrices et même celui des enfants, quels que fussent leur âge et leur santé.

Les humeurs qui s'échappent dans ces circonstances ressemblent à la gomme de térébinthe et du prunier sauvage. On les voit, sans cause connue, disparaître dans certains temps pour reparaître dans d'autres; souvent même elles s'échappent avec une telle abondance qu'elles épuisent les enfants et les empêchent de grandir; mais, par un accroissement plus rapide, on les voit ensuite réparer le temps qui a été perdu. C'est là une exception rare, il le faut avouer. Il y a aussi des connexions frappantes entre ces flux extraordinaires et le phénomène orageux du développement des dents.

Les gourmes et leurs complications, telles que flux d'oreilles, etc., sont-elles contagieuses?

En général, ces affections ne sont pas contagieuses, c'est-à-dire ne se communiquent pas d'un sujet malade à un individu sain, et jusque-là exempt de la même maladie. Cependant j'ai été consulté une ou deux fois pour un enfant qui, atteint de gourmes et de flux d'oreilles, avait communiqué ce dernier à son frère, qui couchait avec lui.

La prudence commande donc d'éloigner les malades les uns des autres, et d'éviter les rapports fréquents qui ont lieu dans les écoles, les pensions, etc.

Quant au traitement, on comprend qu'il doit être dirigé avec la plus grande prudence, et les généralités dans lesquelles nous pourrions entrer ici pourront seulement servir de guide, les indications devant varier selon les cas, les complications, et surtout l'âge et le tempérament des malades.

Les soins à donner aux malades atteints de gourmes doivent varier : 1° selon la gravité, la durée et les complications de l'éruption morbide ; 2° selon le siége qu'elle occupe (la tête, les oreilles) ; 3° enfin le traitement doit être local et général.

Un principe de la plus haute importance, et qui doit toujours être présent à l'esprit de l'homme de l'art chargé d'un pareil traitement, est le suivant : il faut exciter dans l'économie animale des impulsions ou mouvements physiologiques tout à fait analogues à ceux que la nature semble réclamer.

Ainsi, lorsque cette maladie prend de l'intensité, devient grave en un mot, le premier devoir du médecin est de commencer par modérer l'inflammation des parties malades, en appliquant quelques légers cataplasmes, composés avec de la semoule bouillie dans du lait, avec de la farine de riz, avec de la fécule de pommes de terre; on lave la tête avec de l'eau tiède, avec de l'eau d'amidon, quelquefois même avec de l'eau d'Enghien ou avec de l'eau factice de Baréges, selon les cas. S'il y a tuméfaction et violente phlogose dans le tégument, et surtout à la peau du pavillon de l'oreille, que le malade soit d'une constitution robuste, une application de deux ou trois sangsues, en avant du tragus (conduit auriculaire), est un moyen qu'il ne faut pas négliger. On tâchera aussi, par intervalles, de procurer un écoulement ou flux supplémentaire par l'emploi du taffetas vésicant appliqué, soit derrière les oreilles, ou à la nuque, ou au bras. Ce taffetas ne laissant aucune trace sur la peau qui l'a reçu, il n'y a aucune crainte à concevoir relativement aux cicatrices plus ou moins désagréables et difformes, qui, le plus souvent, se montrent à la place où les exutoires un peu énergiques ont été longtemps entretenus. On favorisera l'action de cet émonctoire avec du beurre et de la poirée, etc. Il faudra encore accoutumer de bonne heure les enfants aux bains, aux ablutions; il est indispensable que les soins de propreté deviennent pour eux le plus pressant des besoins, et qu'ils contractent de bonne heure l'habitude de se plaindre quand on néglige de les leur prodiguer.

Les gourmes constituent une maladie opiniâtre chez certains sujets, principalement ceux que nous appelons lymphatiques. Toutefois, la nature parvient souvent à se délivrer de cette affection rebelle, en faisant naître çà et là, sur différents points du corps, des vésications spontanées, des pustules bien manifestes, mais de courte durée, enfin de vrais abcès cutanés. Le traitement de ces épiphénomènes, que les anciens appelaient critiques, et à si juste titre, ce traitement particulier, disons-nous, est de la dernière importance.

En effet, si les vésications s'étendent trop au loin, si les pustules se réunissent en groupes trop serrés, si les abcès ne sont point surveillés et menés de bonne heure à une heureuse et complète maturité, les racines des cheveux, des sourcils, des poils, etc., pourront être atteintes, même désorganisées, et des places vides, frappées d'alopécie, resteront à jamais; il en est de même des cicatrices, qui, une fois formées, ne disparaîtront plus. La tendre sollicitude des parents leur fait inventer, en pareil cas, une foule de topiques dont l'emploi réclame la plus grande circonspection. Le meilleur topique, en pareil cas, est le médecin de la famille, qui par ses bons conseils évitera les accidents dont je parlais tout à l'heure et les graves dangers qui peuvent survenir malgré les soins les plus attentifs. Je pourrais citer ici l'exemple d'un enfant qui devint très-malade après qu'on eut fait usage d'un cataplasme arrosé de baume tranquille, dans l'intention d'apaiser un purit qui le dévorait. Quelques lotions émollientes, des fomentations douces, quelques embrocations d'huile de lis tiède, suffisent le plus souvent à calmer ces ardeurs et avec le plus grand succès. Galien, Ruffus, Razès étaient partisans de ces moyens doux. Nous ne saurions trop le redire : la présence des gourmes et des flux d'oreilles qui en sont l'accompagnement et la terminaison la plus fréquente suppose généralement des obstacles survenus dans les excrétions naturelles, et l'indication principale consiste à enlever ou faire disparaître ces obstacles. Si l'on perd de vue ce but, tout traitement indiscret devient préjudiciable.

J'en citerai un exemple terrible :

Obs. XI. — Une dame de Paris confia sa fille à une nourrice qui habitait la campagne ; tout alla bien jusqu'à la fin de la première année.

A cette époque, une gourme presque générale envahit à la fois le cuir chevelu, le front, les tempes, les yeux, les narines; un flux puriforme et fétide se montrait aux oreilles. Le mucus s'écoulait avec tant d'abondance que les linges dont on couvrait la tête de la petite malade s'en trouvaient soudainement mouillés. L'imprudente nourrice, trouvant beaucoup trop d'occupation dans les soins de propreté qu'exigeait cet état de souffrance, et craignant même d'avertir les parents, voulut à tout prix arrêter brusquement cet écoulement d'humeur. Les conseils des voisins ne lui manquèrent pas : elle employait une espèce de mastic composé avec de la fleur de farine délayée dans du vinaigre, et qu'elle fixait sur toutes les parties malades, même à l'entrée des oreilles, à l'aide d'un bonnet épais. L'enfant devint pâle, triste, se mit à tousser; une fièvre dévorante survint, qui le fit périr avant qu'on eût pu lui porter le moindre secours.

Obs. XII. — Dans un cas analogue au précédent, et qui se termina aussi par la mort, malgré les soins éclairés prodigués au malade à une période, hélas! déjà trop avancée, on trouva dans son crâne plus de huit cuillerées de pus verdâtre[1].

Nous pourrions citer d'autres exemples, mais revenons au traitement. Une mère éplorée va consulter son médecin, et lui présente son enfant atteint de gournes rebelles. Ce judicieux observateur recommande par-dessus toutes choses d'éviter les topiques répercussifs et de procéder très-lentement à la guérison, ce qui a lieu, en effet, comme il l'avait annoncé. Il importe aussi de surveiller les nourrices et de les médicamenter, dans certains cas, pour influer véritablement sur les enfants.

Hippocrate voulait qu'on dirigeât avec habileté leur régime. Ce sage précepte trouve ici son utilité. On façonne à son gré l'enfance par un bon choix d'aliments. Malheureusement, des femmes mercenaires endorment au plus vite les enfants qui leur sont confiés après leur avoir fait prendre des bouillies lourdes et indigestes, pour se procurer à elles-mêmes un coupable repos. Elles provoquent ainsi des indi-

[1] Alibert, *Traité des Dermatoses.*

gestions successives qui conduisent à des affections plus graves.

Quant au traitement général, il doit être approprié à la constitution de l'enfant, nerveuse, sanguine ou lymphatique. Mais chez les sujets atteints de la maladie qui nous occupe, on peut dire d'une manière générale que c'est la constitution lymphatique que le médecin doit avoir à combattre le plus souvent. Un point capital, et qui domine tous les autres, est de surveiller attentivement les fonctions digestives et celles de la peau, telles que la transpiration, etc. On peut encore dire, d'une manière générale, qu'il est bon de se conformer aux préceptes suivants : diriger le traitement avec prudence, soigner l'une après l'autre et graduellement les parties malades ; apporter les soins les plus délicats dans le pansement des organes des sens affectés, tels que les yeux, les narines, les oreilles ; surveiller les récidives, qui sont fréquentes, et surtout ne pas abuser des purgatifs. En tout cas, n'user que d'une sage lenteur.

Quelques conseils particuliers trouvent naturellement leur place ici. Je veux appeler surtout l'attention sur les flux ou écoulements par les oreilles, qui surviennent si souvent aux enfants, même aux adultes, comme une suite ou une complication plus ou moins tardive des gourmes.

C'est une opinion très-répandue et très-accréditée dans les familles, que ces flux d'oreilles sont favorables aux malades et ne sauraient en rien leur être nuisibles dans le présent ou dans l'avenir.

C'est là, disons-le hautement, une grave erreur qu'on ne saurait trop chercher à déraciner. Les écoulements d'oreilles, pour peu qu'ils durent quelque temps, et par ces mots je n'entends ni des années, ni des mois, finissent par causer dans l'appareil de l'ouïe des désordres graves et plus d'une fois irréparables. Les membranes ténues qui composent cet appareil délicat s'enflamment, se ramollissent, se perforent; quelques-unes même, comme la membrane du tympan, peuvent être détruites plus ou moins complétement, rongées par l'acrimonie du pus, comme disaient les anciens : et la fonction importante de l'ouïe est plus ou moins compromise et souvent perdue sans espoir de retour. Si le malade est un enfant, le sens de l'ouïe, qui n'est, à vrai dire, que la porte de l'intelligence, se trouve ainsi malheureusement fermé, et le voilà presque réduit à la condition de sourd-muet.

Gardons-nous bien de croire qu'il y a de l'exagération dans ce langage. Je n'ai point rembruni à dessein ce tableau. J'ai seulement dit la vérité : ma position à la tête d'un dispensaire important, où je vois par centaines des enfants devenus sourds à la suite de gourmes et pour avoir suivi les errements dont je parlais tout à l'heure, me faisait un devoir d'exprimer à cet égard toute ma pensée, sans réticence ni atténuation. Que de fois j'ai vu avec chagrin des mères s'opposer formellement à ce que l'on traitât par des remèdes convenables les flux d'oreilles de leurs enfants, et qui, après avoir abandonné, pendant un certain temps, la maladie à elle-même, nous ramenaient ensuite ces petits êtres dans un état de surdité plus ou moins complète. (Quant au traitement du *flux d'oreilles*, voyez page 45.)

CHAPITRE XVII

DES POLYPES DE L'OREILLE.

Dans cette leçon, je veux appeler l'attention des praticiens sur une maladie commune et grave de l'organe auditif.

Cette maladie est commune, puisque en quelques années j'ai pu rassembler près de quatre-vingts cas, la plupart observés par moi, à mon dispensaire ou dans la pratique particulière.

En outre, cette affection est grave, puisque sur ce chiffre de 80 malades on compte quatre cas de mort : l'un emprunté à Kramer[1], le second à un journal étranger ; les deux autres cas sont relatifs à des malades qui m'ont été adressés à une période trop avancée de la maladie, quand de graves complications cérébrales existaient déjà.

Mais avant d'aller plus loin, qu'il me soit permis d'exposer brièvement ce que j'entends par polypes de l'oreille.

J'ai bien des fois disserté sur ce point important dans mes leçons publiques à l'École pratique, à mon dispensaire, et surtout dans mon *Traité des maladies de l'oreille* publié en 1857 ; mais avant de raconter les nouveaux faits qui viennent encore corroborer ces idées dans mon esprit, je désire rappeler au lecteur les points suivants, qui sont autant de propositions démontrées depuis longtemps :

Les tumeurs morbides appelées polypes sont une complication fréquente de l'otorrhée ; ces tumeurs peuvent se montrer à toutes les périodes de l'écoulement, vers la fin du premier mois d'une otite accompagnée de perforation du tympan, ou dans l'inflammation catarrhale chronique de la caisse, le tympan étant déchiré. Quant à leur forme, elle varie beaucoup ; on peut cependant en distinguer deux principales :

1° Tantôt les polypes ressemblent à un pois fendu, tantôt ils remplissent entièrement le conduit auditif, et sortent à l'extérieur ; mais quelquefois ils sont si petits et cachés au fond du méat, qu'ils peuvent échapper à la vue. Un écoule-

[1] Kramer, *Maladies de l'oreille.*

ment plus ou moins considérable souvent les accompagne et les précède toujours.

2° Ceux qui ne proviennent point d'une inflammation de la caisse ou d'un écoulement sont de simples racines morbides, pédiculées, blanchâtres, insensibles, et je les crois extrêmement rares.

Ces dernières productions charnues se rencontrent surtout dans le conduit auditif, à la suite des petits abcès glandulaires qui presque toujours accompagnent l'otite externe et en sont la terminaison la plus fréquente ; et c'est assurément de ces petites excroissances seulement qu'on a pu dire qu'il suffisait d'une curette pour les enlever et les guérir en même temps.

Qui parle ainsi ? Un médecin de mérite sans doute [1], mais qui s'est trop hâté de conclure, et n'a pris la peine d'étudier la question que d'un seul côté.

Je le répète donc : ces petites excroissances sessiles, sans pédicule, dont la grosseur varie d'un grain de blé à un petit pois rond, prennent leur origine bien évidente dans les glandes cérumineuses hypertrophiées, à la suite d'une otite ou d'une phlegmasie catarrhale externe, aiguë le plus souvent.

Mais, qu'on le sache bien, ce ne sont point là, à vrai dire, des polypes, et ce n'est que par un étrange abus du langage qu'on a cherché à leur conserver ce nom.

Les véritables polypes de l'oreille, ainsi que je l'ai démontré maintes fois depuis quinze ans, siégent dans la caisse, et c'est des os mêmes du rocher qu'ils tirent leur origine et leur point d'implantation.

J'ai employé le plus souvent les mots de polypes ou de fongus, pour dénommer ces excroissances morbides, résultat de l'inflammation et d'une suppuration longtemps pro-

[1] Kramer, p. 104, 109, 117.

longée de la caisse de l'oreille. — Par fongus, cependant, j'ai voulu désigner plus particulièrement ces masses granuleuses et vasculaires qui se développent sur le rocher malade, et après la destruction de la membrane du tympan.

Ces notions préliminaires étaient indispensables, car je tenais à bien faire remarquer :

1° L'écoulement, que j'appellerai *prémonitoire* des polypes de l'oreille ;

2° Le point d'implantation de ces polypes sur la membrane muqueuse de la caisse et sur le rocher lui-même.

Mais avant de se montrer à l'extérieur, un temps plus ou moins long s'est déjà écoulé. Des désordres graves peuvent s'être produits du côté de l'oreille interne et du cerveau, et des complications ont pu survenir et tuer le malade, avant qu'on ait songé à s'inquiéter du flux d'oreille et du fongus qui ronge chaque jour et mine sourdement les minces lamelles du rocher.

Vérité grave et qu'on ne saurait trop répéter, puisque la vie des malades en dépend.

Sous ce rapport, les deux observations suivantes prouveront mieux que tous les raisonnements ce que j'avance en ce moment.

Puis, trois autres faits nous montreront l'opportunité du traitement et les moyens qui peuvent en assurer le succès.

Obs. XIII. — *Flux puriforme chronique ; Polype de l'oreille ; Méningite. — Mort.* — Le 4 février 1861, un malade me fut adressé de province par M. le docteur Houssaye ; ce malade était atteint d'un flux chronique de l'oreille et d'un polype.

Ce qui frappait surtout au premier abord, c'était un affaissement profond de tout l'organisme et une céphalalgie violente depuis quinze jours.

Armé de mon petit spéculum et de mon réflecteur, j'écartai doucement les parois du conduit auditif, baignées de pus, et j'aperçus une excroissance charnue, rouge, du volume d'un pois, très-profonde et bien manifestement implantée dans la caisse.

L'apophyse mastoïde était saine, mais la douleur de tête arrachait des cris.

Le diagnostic n'était pas douteux; le pronostic était grave, et je ne le cachai point.

Quatre cautères furent appliqués de suite autour de l'oreille, et le calomel administré à doses fractionnées; cataplasmes chauds sur l'oreille, bouillon.

La nuit et le jour suivant furent très-mauvais; la douleur ne laissait aucun repos au malade.

Les parents, désolés, prièrent un confrère de les assister de ses avis. N'ayant pu me trouver à la consultation, on me la communiqua dans la soirée. Il y était dit « que la suppuration se ferait jour à l'apophyse mastoïde, mais que le cerveau n'étant point en cause, il n'y avait qu'à suivre la marche des événements, qui ne pouvaient manquer de s'éclaircir prochainement. »

Bientôt, en effet, ils acquirent une effrayante clarté, car le surlendemain le malade, ayant été transporté à la maison de santé, succombait avec tous les symptômes de méningite et de compression du cerveau.

L'autopsie fut refusée.

Mais, dans le cas suivant, qui offre la plus grande ressemblance, je pus constater des désordres graves de l'oreille et un épanchement purulent dans le crâne.

Obs. XIV. — *Flux puriforme chronique de l'oreille gauche; Polype; Abcès du cerveau. — Mort.* — Jeune homme de vingt-quatre ans affecté d'un écoulement d'oreilles depuis longtemps.

Au milieu du conduit auditif on voyait un polype rouge, du volume d'un pois, et sortant de la caisse à travers le tympan déchiré; apophyse mastoïde saine, douleur violente dans toute la région temporale, surdité, bourdonnements.

Comme le malade était d'une constitution très-lymphatique, 1° un traitement ioduré est prescrit; 2° cautères à la région temporale, etc.

Pendant quinze jours je ne le vis plus; mais un soir on vint m'annoncer qu'il était mourant. Je me rendis près de lui, et l'on me raconta qu'il n'avait rien fait du traitement, que la douleur de tête avait augmenté, et qu'après deux nuits d'agitation et de cris il était tombé dans l'état où je le voyais. Le malheureux n'avait plus que quelques instants à vivre, car on entendait déjà le râle des agonisants : il succomba dans la nuit.

Je demandai la permission de rechercher les causes d'une fin aussi rapide, et voici ce que je constatai :

Le cerveau étant soulevé avec précaution, on voit une nappe de pus qui recouvre les faces supérieure et latérale du rocher ; ce pus avait pénétré dans le crâne par une brèche du rocher carié, un peu en arrière du ganglion de Gasser.

Les cavités de l'oreille étaient converties en un clapier ; le polype était implanté sur le rocher même, au-dessus du promontoire, à 5 millimètres de la brèche qui avait donné passage au pus. Le polype avait 2 centimètres 1/2 de longueur, depuis sa racine pédiculée jusqu'à son extrémité renflée dans le conduit auditif. Les cellules mastoïdiennes étaient sans altération.

Obs. XV. — *Flux puriforme chronique de l'oreille droite ; Polype. — Commencement d'accidents graves ; Traitement opportun. — Guérison.* — Dans l'été de 1859, un jeune homme de vingt-huit ans me fut adressé pour être traité d'un écoulement d'oreille peu abondant, mais fétide. L'ouïe était dure ; bourdonnements. Mais ce qui le préoccupait le plus, c'était un état d'hébétude et de somnolence continuelles, interrompu de temps en temps par de violents maux de tête.

A ces symptômes déjà si alarmants le malade ajoutait qu'il allait bientôt se marier ; c'est pourquoi il voulait être guéri. En examinant l'oreille, on trouve que la membrane qui revêt l'intérieur du conduit auditif est rougeâtre, sans épithélium ; une excroissance charnue, comparable à une petite cerise, fait saillie au milieu du conduit auditif, elle sort de la caisse ; le tympan est détruit. L'apophyse mastoïde est saine, mais une douleur gravative existe à la tempe et jusqu'à l'occiput.

1° Quatre cautères sont placés autour de l'oreille ;

2° Un traitement ioduré est prescrit ;

3° Cataplasmes chauds sur l'oreille, régime modéré.

Tous les trois jours le malade prenait en deux doses, le matin, 1 gramme de résine de scammonée.

Du cinquième au huitième jour, les cautères étaient en pleine suppuration; le flux diminuait avec la douleur. Sommeil plus calme.

Au quinzième jour, je pratiquai l'extirpation du polype; la douleur fut à peine sentie.

Deux jours après, je commençais les cautérisations destinées à détruire jusqu'aux derniers vestiges de l'excroissance morbide. Selon mon habitude, je donnai la préférence au chlorure de zinc liquide, et d'après le procédé que j'ai indiqué ailleurs[1].

Cinq cautérisations eurent lieu successivement presque sans douleur et sans danger pour le malade, mais non sans un résultat satisfaisant, car à cette période du traitement il n'y avait plus de traces de polype ni de flux purulent, les bourdonnements avaient disparu : la montre était entendue à 12 centimètres. Or, on doit se rappeler qu'au commencement du traitement les battements n'étaient perçus qu'au contact de l'oreille.

Je gardai le malade quelque temps en observation, et, la guérison étant solide et durable, je le laissai partir. Il m'a donné plusieurs fois de ses nouvelles, son état est excellent.

Obs. XVI. — Un jeune homme de dix-huit ans, atteint d'otorrhée depuis son enfance, n'entendait plus de l'oreille gauche depuis deux ans; il portait un polype qui occupait tout le conduit auditif, et qui avait été cautérisé plusieurs fois avec le nitrate d'argent.

Il y a trois mois, je constatai l'existence de ce polype, implanté profondément dans la caisse. Avec une petite pince, je pus le saisir et le tordre; il était long de 4 centimètres, et de nature cellulo-fibreuse et assez résistant.

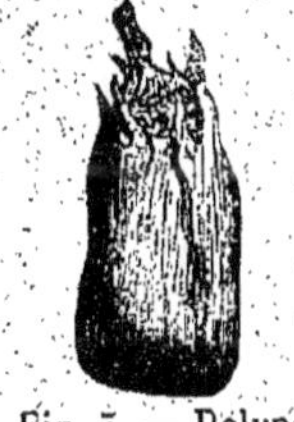
Fig. 5. — Polype de l'oreille.

Après l'avoir arraché, j'introduisis dans le conduit auditif quelques gouttes de perchlorure de fer, que je retirai ensuite à l'aide d'une petite seringue, et au bout d'un mois l'audition était rétablie.

J'ai revu ce jeune homme bien des fois, et son ouïe est réellement satisfaisante; il n'y a pas eu de récidive.

Obs. XVII. — *Otite strumeuse double; Flux chronique; Polype de l'oreille droite.* — Un malade âgé de cinquante-huit ans est affecté, depuis son enfance, d'un écoulement purulent par les deux oreilles. Il y a deux ans seulement que l'écoulement de l'oreille gauche a cessé sous l'influence d'une médication appropriée; celui du côté

[1] *Journal de méd. et de chir. prat.*, juillet 1860.

droit a persisté, et même il a été notablement augmenté par des instillations d'éther qui ont été faites il y a trois ans. Elles étaient fort douloureuses.

C'est depuis cette époque que le malade a senti se développer, au fond de l'oreille, comme un bouchon qui obstruait le conduit. De temps en temps et sans cause connue, le flux purulent était mêlé de sang, et dans les dernières semaines un sang rouge s'écoulait parfois de l'oreille.

Aucun traitement n'a été mis en usage depuis les instillations d'éther, et aujourd'hui, 20 février 1865, ce malade m'est présenté par un jeune confrère, M. le docteur Mestivier.

Examen de l'oreille. — Ce qui frappe d'abord, c'est une masse charnue, sorte de champignon de la grosseur d'une noisette, qui sort du méat et s'étale dans la fosse naviculaire, à la surface de la conque; une membrane cuticulaire blanchâtre la revêt à l'extérieur. En écartant avec précaution les parois du conduit, à l'aide d'un stylet mousse, on voit sortir comme un flot de pus qui était emprisonné au fond de l'oreille; on constate, en outre, que le polype ou la production charnue est rougeâtre et mamelonnée dans l'intérieur du conduit auditif, et qu'elle s'enfonce profondément dans la caisse par un pédicule bifide et délié.

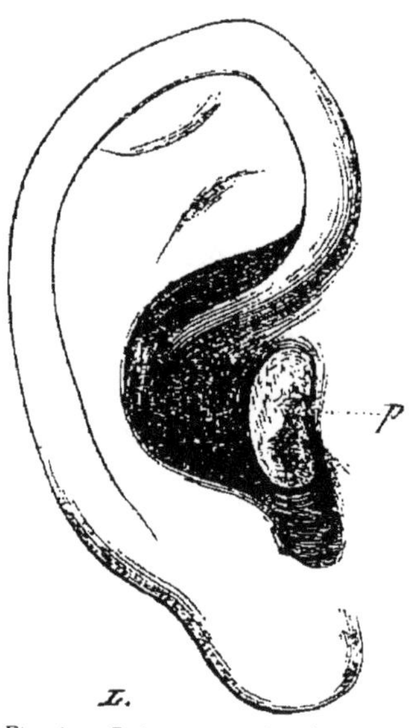

Fig. 4. -- Polype avant l'opération.

Le stylet mousse, en circonscrivant non sans peine et avec douceur ce pédicule, permet de reconnaître de la manière la plus positive sa base d'implantation, qui a manifestement lieu sur la paroi interne de la caisse, la membrane du tympan étant détruite.

Pendant cette exploration rapide et complète, aucune douleur n'a été ressentie par le patient, aucun écoulement de sang n'a eu lieu.

Il s'agissait donc bien là d'un gros polype de la caisse de l'oreille droite, et faisant déjà saillie à son orifice.

Une opération était devenue nécessaire ; le malade y consentit.

En conséquence, en raison du volume et de la longueur de la production charnue, que je supposais avoir au moins 5 centimètres, je donnai la préférence à l'arrachement et aux cautérisations successives avec le chlorure de zinc.

Le 21 février, le polype, saisi avec ces pinces à mors plats et étroits le plus près possible de son pédicule, fut tordu et arraché.

La douleur fut à peine sentie : une certaine quantité de sang s'écoula, il est vrai ; mais trois à quatre injections d'eau froide suffirent pour l'arrêter, et quelques boulettes de coton enfoncées mollement dans le conduit auditif composèrent tout le pansement.

Voici les mesures et la figure de ce polype :

Longueur 4 centimètres. — Largeur 2 centimètres.

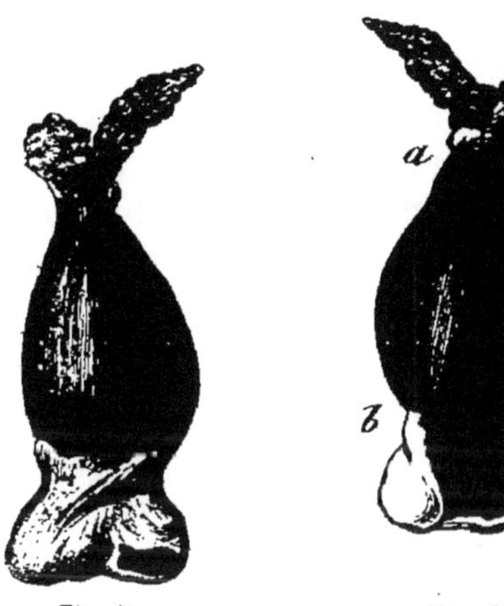

Fig. 5. Fig. 6.
Polype immédiatement après l'arrachement.

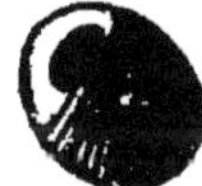

Fig. 7. — *a*. Trou de la membrane du tympan à travers lequel le polype sortait de la caisse.

Ce polype offre deux étranglements et deux renflements.

Le premier étranglement a lieu au collet de la racine, là où elle était comme étranglée par la trouée de la membrane du tympan *a*.

Le deuxième était déterminé par le tragus *p*.

Les deux renflements se trouvaient : le premier, dans le conduit auditif ; le deuxième s'étalait dans la fosse naviculaire *L*.

La nuit fut calme et le sommeil parfait.

Le lendemain et le deuxième jour, on voyait un petit caillot de sang au fond de l'oreille ; le troisième, il en fut détaché par une suppuration louable et peu abondante.

Le quatrième jour, j'appliquai le chlorure de zinc, et le douzième après l'opération, le malade partait complétement guéri ; et lui, qui avant l'opération n'entendait pas la montre au contact de l'oreille droite, en percevait maintenant les battements à 15 et 20 centimètres, et la parole sur tous les tons de la conversation.

La suppuration était tarie; seulement, conformément à mes principes, appuyés sur une expérience déjà longue, je prescrivis un traitement général anti-strumeux pour prévenir toute récidive.

Voici l'analyse histologique faite par M. le professeur Robin :

Structure intime du tissu morbide.

« On distingue facilement, à la coupe du produit pathologique, une portion superficielle épaisse de 1/2 millimètre environ, grisâtre, plus dense et moins transparente que le tissu sous-jacent. Ce dernier est mou, assez élastique, d'aspect gélatiniforme; il est constitué par une trame de fibres lamineuses, les unes isolées, les autres en nappes, entre-croisées en tous sens, n'étant pas accompagnées de fibres élastiques, et circonscrivant des mailles assez lâches. Celles-ci sont remplies par une grande quantité de substance amorphe, transparente, uniformément granuleuse, se coagulant au contact de l'acide acétique, qui la rend grisâtre, très-grenue et lui enlève sa transparence. Dans cette substance amorphe, entre ces fibres, existent de nombreux noyaux sphériques, larges de 4 à 6 millièmes de millimètre, ayant tous les caractères des éléments dits *cytoblastions;* on y trouve aussi quelques rares leucocytes.

« Cette structure est celle des végétations fongueuses avoisinant les tumeurs blanches, si ce n'est toutefois que les noyaux embryo-plastiques et les corps fibro-plastiques, qui abondent dans ces végétations, manquaient dans ce polype.

« Le tissu de la surface était formé de faisceaux de fibres lamineuses ayant la texture serrée et le mode d'entre-croisement qu'il présente dans le chorion des muqueuses et du derme, mais était presque dépourvu de fibres élastiques; il renfermait pourtant plus de capillaires que le tissu mou gélatiniforme sous-jacent. »

En résumé : 1° j'ai démontré par des faits cliniques que les polypes de l'oreille différaient sensiblement des autres polypes de l'économie et notamment des polypes des fosses nasales.

Les polypes de l'oreille naissent et se développent sur la membrane muqueuse de la caisse et même sur le rocher, à la suite de flux aigus ou chroniques qui ont détruit ou déchiré la membrane du tympan. Jusqu'ici, du moins, je n'ai pas rencontré un seul cas de ces polypes de l'oreille dans lequel il n'y eût absence complète ou partielle de cette membrane, alors même que l'excroissance morbide n'était encore qu'au début.

2° J'ai préconisé l'usage du chlorure de zinc dans le traitement de cette affection. Seulement, je me sers du chlorure de zinc liquide, qui, agissant instantanément sous les yeux du chirurgien, permet à ce dernier d'en limiter l'action à son gré.

3° Je repousse comme dangereux l'emploi de la pâte de Canquoin, vantée dernièrement [1].

Abandonner pendant vingt-quatre heures, comme on l'a conseillé, au fond du conduit auditif un fragment de pâte de Canquoin, dont l'action désorganisatrice peut dépasser le but, est un moyen trop périlleux pour le malade. On dit, il est vrai, pour démontrer les avantages de cette pratique, que la pâte de Canquoin respecte les membranes pourvues d'épiderme, et n'agit que sur des surfaces saignantes : dans l'espèce, cet avantage purement théorique est tout à fait illusoire. En effet, nous avons vu plus haut que le flux qui précède et accompagne les polypes de l'oreille détruit rapidement l'épithélium du conduit, en sorte que la membrane qui le tapisse rentre anatomiquement dans les conditions des surfaces muqueuses ou saignantes, et se trouve disposée dès lors à recevoir les atteintes du caustique par tous les points de sa surface avec lesquels il est en contact.

4° Nous avons vu dans la dernière observation qu'elle était ma méthode de traitement. J'ajouterai que sur plus de soixante cas traités de cette manière, je n'ai pas eu un insuccès.

[1] Avril 1860, *Journal de méd. et de chir. pratiques* et *Gazette des hôpitaux*.

5° Enfin, de la statistique publiée dans mon *Traité des maladies de l'oreille*, en 1857, laquelle à cette époque était de 34 malades, et s'élève aujourd'hui à 87, il résulte que la durée moyenne du traitement pour obtenir une cure radicale a été de trois mois.

CHAPITRE XVIII

DE L'HÉMORRHAGIE PAR L'OREILLE DANS LA COQUELUCHE.

L'écoulement de sang par les oreilles pendant les quintes de toux de la coqueluche est un accident relativement rare, en comparaison des autres hémorrhagies qui surviennent dans les mêmes circonstances, telles que le saignement par les fosses nasales, la bouche, et l'hémorrhagie de la conjonctive, ou ecchymose sous-conjonctivale.

Ces derniers accidents ont été observés par tous les praticiens, et les traités classiques en font mention.

Il n'en est pas de même de l'écoulement de sang par les oreilles. Ce phénomène, singulier en apparence, ne se trouve relaté dans aucun des ouvrages généraux ou spéciaux sur la matière.

Le premier auteur qui ait signalé l'hémorrhagie par l'oreille durant les quintes de toux de la coqueluche, est W. Wilde (de Dublin), dans son *Traité pratique des maladies de l'oreille*.

Il dit que c'est un accident commun en Irlande, et il ajoute encore qu'il a positivement constaté dans ce cas *la déchirure de la membrane du tympan* [1]. Le petit passage que

[1] *Practical observations on aural surgery*, p. 326, 1853.

je transcris textuellement ne peut laisser aucun doute à cet égard :

« ... Bleeding occurs from the ears occasionnally during violent paroxysms of hooping-cough, a fact corroborative of the belief, that the source of the hemorrhage is from a rupture of the tympanal membrane [1].

« C'est de la même manière, ajoute Wilde, qu'a lieu la « perforation du tympan chez les artilleurs; seulement, dans « ce dernier cas, la rupture se fait de dehors en dedans. « Chez les pendus, la rupture a lieu de dedans en dehors, « comme dans la coqueluche. »

Seulement Wilde n'ajoute aucun détail à cette sommaire description.

Mais les deux faits que j'ai observés moi-même et les quatre que Gibb vient de publier [2] vont nous permettre d'entrer dans quelques détails intéressants pour le praticien.

Les deux exemples qui me sont propres se sont rencontrés à mon dispensaire pendant le rigoureux hiver de 1860; les deux petits malades étaient deux enfants de quatre à six ans, et affectés d'une violente coqueluche depuis quinze jours environ.

C'était pendant une quinte de toux et pendant la nuit, que l'écoulement de sang s'était fait par l'oreille; à gauche, chez l'un; à droite, chez le second; et on avait constaté, le matin seulement, l'hémorrhagie qui avait eu lieu.

La mère estimait à une cuillerée la quantité de sang dont on trouvait les traces sur l'oreiller.

L'examen du conduit auditif et de la membrane du tympan me permit de constater, à moi et aux élèves qui suivaient mes leçons à cette époque : 1° une déchirure verticale et linéaire de la cloison tympanique, un peu au-dessous du

[1] *Practical observations*, etc., p. 329; *Injuries of the tympanum.*
[2] *British Journal*, 1861, november.

manche du marteau; 2° un caillot de sang interposé entre les lèvres de la plaie; 3° l'intérieur du conduit, sur sa paroi inférieure surtout, présentait également de petits caillots de sang coagulé.

De son côté, le docteur Gibb, en Angleterre, vient de rencontrer cette hémorrhagie par l'oreille quatre fois sur des enfants de quatre à neuf ans. Ces quatre cas s'étaient manifestés dans le cours d'une épidémie de coqueluche qui avait atteint à peu près deux cents enfants de quatre à neuf ans dans un seul comté.

Or chez ces quatre enfants et chez les deux dont j'ai parlé plus haut et que j'ai observés, l'examen du conduit auditif, pratiqué à l'aide du spéculum, du réflecteur et de la loupe, a toujours permis de constater de la manière la plus positive une rupture linéaire le plus souvent verticale de la membrane du tympan.

Chez deux, la rupture existait des deux côtés à la fois, et dans un cas la plaie de la déchirure était triangulaire et cordiforme.

Sur ces huit ruptures, quatre avoisinaient la circonférence supérieure de la membrane, près du marteau; deux la traversaient par le milieu et de haut en bas, et dans un cas la plaie avait trois lambeaux de 1 à 2 millimètres de longueur.

Un petit caillot de sang, interposé entre les lèvres de ces petites plaies, indiquait bien positivement leur origine traumatique et récente; tout montrait positivement que la source de l'hémorrhagie provenait de la déchirure de la membrane muqueuse ou tunique interne de la cloison tympanique.

Toutes ces déchirures ont guéri par adhésion, à l'aide de quelques pansements bien faits; à l'exception pourtant de la déchirure triangulaire, qui fut suivie d'une suppuration prolongée et d'une otite rebelle, chez un enfant strumeux.

On comprend sans peine le mécanisme de cet accident : pendant la quinte de toux, l'air, chassé avec force dans la trompe d'Eustache et la caisse de l'oreille, vient frapper la cloison tympanique; celle-ci ne pouvant opposer à cet effort qu'une faible résistance, en raison de la délicatesse de son tissu, le plus souvent altéré lui-même à l'avance par l'otite qui accompagne la coqueluche, se rompt et se déchire dans le point le plus mince de sa surface, et en général dans le voisinage de l'insertion du marteau.

En analysant les observations dont j'ai parlé plus haut, on trouve que les moyens suivants ont été employés :

TRAITEMENT. — 1° S'il y a de la douleur, *ventouses* à l'apophyse mastoïde ou deux ou trois sangsues en avant du tragus.

Une sangsue seulement chez les jeunes enfants.

2° Quelques doses de calomel ou de scammonée, appropriées à l'âge du sujet, qui agissent comme antiphlogistiques et dérivatives.

3° Immobiliser la membrane du tympan à la faveur de quelques boulettes de coton, introduites dans l'oreille et portées, à l'aide du spéculum et d'un stylet mousse, jusqu'à la surface de la cloison et mises en contact avec elles.

4° Soustraire le malade aux différents bruits qui viendraient agiter la membrane et empêcher la réunion des lambeaux.

5° Favoriser la cicatrisation de la déchirure, soit en touchant les lèvres de la plaie avec le mélange suivant :

Prenez : Glycérine. . . . . 10 grammes.
Tannin. . . . . 0,10 centig.

Pour tremper un petit pinceau et le porter 1 à 2 fois par jour, à la surface de la membrane déchirée.

6° Ou bien appliquer à la surface de la déchirure un petit morceau de *baudruche* imbibée d'une goutte de collodion élastique.

Ces deux derniers moyens m'ont parfaitement réussi, et dans l'espace de sept à huit jours, la cicatrisation était complète.

Quant à M. le docteur Gibb, il paraît avoir abandonné la cure de ses malades à la nature médicatrice; aussi, dans un cas, une *otite rebelle* et suivie de *surdité* a-t-elle été la terminaison de la *maladie*[1].

CHAPITRE XIX

SUR LES HEUREUX EFFETS OBTENUS PAR L'EMPLOI DE L'EAU FROIDE A L'EXTÉRIEUR ET DU VIN A L'INTÉRIEUR DANS LE TRAITEMENT DU CANCER DE L'OREILLE ET SES VARIÉTÉS, TUMEURS FIBRO-PLASTIQUES, ETC.

De même que la goutte se montre à l'oreille, de même aussi le cancer peut faire élection de domicile en cet endroit.

Jusqu'à ces derniers temps, je n'avais pas rencontré de tumeur cancéreuse ou fibro-plastique, sur le pavillon de l'oreille.

Mais, depuis quelques années, j'ai sous les yeux un cas d'autant plus curieux, que le malade présente huit de ces tumeurs bien caractérisées, dont sept en différents points de la surface du corps et la huitième à l'oreille.

Je crois donc de mon devoir de faire connaître aux praticiens ce que j'ai vu obtenir pendant près de dix années, déjà, dans le traitement de cette maladie, par l'emploi de l'hydro-

[1] *British Journal*, 1861, novembre.

thérapie, combinée à l'usage des alcooliques à l'intérieur et surtout du vin à hautes doses.

D'ailleurs, cette question de l'emploi des alcooliques, surtout comme traitement préventif en chirurgie, semble à l'ordre du jour, non-seulement en France, mais encore à l'étranger.

Laissant de côté toute théorie du cancer, comme inutile et ne donnant aucun résultat pratique ; oubliant aussi les notions décevantes des théoriciens à ce sujet, examinons sincèrement, mais sans parti pris et avec le seul et légitime désir d'arriver à la vérité ; examinons, dis-je, ce qu'est le cancer, dans ses manifestations, ses effets, et les moyens que nous possédons, sinon pour les guérir, au moins pour les atténuer, les rendre supportables ou moins dangereux.

Disons tout de suite et sans hésitation :

A. Que le cancer ne consiste pas seulement dans la tumeur ou les tumeurs plus ou moins nombreuses par lesquelles cette cruelle affection vient se révéler au malade et au médecin.

B. Longtemps avant qu'aucune tumeur ou induration soit sensible à l'extérieur du corps et palpable aux doigts du médecin explorateur, le malheureux, qui couve le cancer, si je puis ainsi dire, qui va en être atteint, présente une série de symptômes généraux du plus grand intérêt pour le praticien, et qui doivent être pris en sérieuse considération. Ces symptômes généraux ou prémonitoires sont :

1° Un malaise général, céphalée fugitive, dyspepsie tenace et continuelle ; éructations, etc. Langue jaune, soif vive ; appétit vorace et bizarre ; chaleur sèche à la peau, surtout à la paume des mains, à la plante des pieds. Lassitudes spontanées, sommeil agité et peu réparateur ; diminution des forces musculaires ; exaltation des fonctions génésiques ; petite fièvre le soir ; alternatives de constipa tion et de diarrhée, etc. Le moral aussi présente de grands changements : le malade devient irascible, s'emporte pour la moindre chose, etc.

2° Ces symptômes généraux durent des mois, des années même ; puis, un jour et par hasard, l'attention étant sollicitée par une légère douleur, le malade finit, en s'examinant et se palpant avec soin, par découvrir une petite tumeur dans un point quelconque de la surface du corps.

3° Un peu plus tard, on en découvre quelquefois une deuxième, puis une troisième, une quatrième, etc.

J'ai vu un malade, âgé de quarante-cinq ans, qui en portait jusqu'à huit. Une au pavillon de l'oreille gauche, grosse comme une noisette, dure, bosselée, adhérente, douloureuse sous le moindre attouchement ; une à chaque pied, à la face plantaire, en dedans du faisceau interne de l'aponévrose du même nom ; une à la partie supérieure et interne de la cuisse droite ; trois dans la peau de l'abdomen, une dans le tissu cellulaire du flanc gauche. Total, 8.

Le diagnostic fut posé par les plus célèbres chirurgiens de Paris : *Tumeurs fibro-plastiques.*

Ils avaient annoncé que l'opération était indispensable, et que le malade n'irait pas trois ans, sans être forcé de recourir à une opération sanglante.

Malgré ces conseils des chirurgiens, le malade, mieux renseigné, hésita, puis finit par ajourner toute opération, se fondant sur les raisons suivantes, suggérées par un médecin et l'instinct de sa propre conservation. Il se dit « que les symptômes généraux s'étaient montrés longtemps avant l'apparition de toute tumeur ; que, par conséquent, les tumeurs étaient l'effet et non la cause d'une diathèse ; qu'en les enlevant, on n'enlevait que l'effet ; que la cause ou diathèse n'étant pas détruite et persistant, les mêmes tumeurs, après un temps plus ou moins court, plus ou moins long, se reproduiraient sur place dans les ganglions ou dans les viscères » (ainsi que l'expérience l'a démontré de la manière la plus incontestable).

Par toutes ces raisons, notre malade refusa toute opération, comme illusoire et nuisible.

Il fit bien, ainsi qu'on va le voir.

Pourtant les tumeurs, déjà parvenues à la grosseur d'une noisette, étaient le siége de continuelles douleurs avec élancements, et surtout une chaleur brûlante s'y faisait sentir nuit et jour.

Je vis le malade dans ces circonstances, et je lui demandai s'il avait mis en usage un traitement spécifique convenable dans le cas où, par un accident heureux, ces tumeurs seraient d'origine et de nature syphilitiques.

En effet, notre malade avait pris, il y a quelques années, un demi-kilogramme d'iodure de potassium, dans l'espace de deux mois ; les doses en avaient été portées jusqu'à six grammes par jour.

Il avait pris aussi des pilules de proto-iodure de mercure, des bains de sublimé en nombre suffisant.

Des frictions napolitaines avaient été pratiquées. Rien n'y manquait, mais tout avait échoué.

Je n'eus pas de peine à lui persuader qu'il fallait abandonner cette médication, puisque sa complète inutilité était, de toute évidence, le moindre de ses inconvénients.

Il fallait cependant faire quelque chose, car deux points frappaient surtout l'attention en examinant le malade, c'étaient :

1° Les douleurs et la chaleur brûlante qui se faisaient sentir dans les tumeurs ;

2° L'état d'affaiblissement général causé, *a.* par le traitement précédent ; *b.* une dyspepsie incessante, et *c.* une petite fièvre revenant chaque soir. On se trouvait alors au mois de juin.

Pour calmer cette horrible chaleur que le malade ressentait par toute la surface du corps et dans ses tumeurs, il nous vint à l'idée de le soumettre, matin et soir, à des irrigations d'eau froide. Leur durée, au commencement du traitement, étaient de cinq minutes ; on arriva bientôt à les prolonger pendant un quart d'heure. En même temps, le malade prenait, à chacun de ses repas, une bouteille d'un vin rouge ordinaire, mais cependant riche en alcool, en couleur et généreux.

Huit jours ne s'étaient pas écoulés, qu'un bien-être réellement surprenant se manifestait.

La chaleur brûlante et les douleurs avaient disparu dans le tégument et les tumeurs; plus de fièvre le soir; digestions meilleures. En un mot, c'était comme une véritable résurrection de voir ce pauvre malade, condamné à subir le bistouri, pour l'extirpation de ses tumeurs fibro-plastiques et sans chance de guérison, revenir à la santé, à la vie commune, naguère insupportable, et cela sous l'influence d'un traitement aussi simple qu'efficace :

« *Le vin à l'intérieur, l'eau froide à l'extérieur.* »

Il y a bientôt dix ans que notre malade continue à jouir de la meilleure santé, en suivant le même traitement.

Les tumeurs, il est vrai, n'ont pas diminué sensiblement, mais elles sont devenues stationnaires et à peu près indolentes. Le malade ne s'en aperçoit pour ainsi dire pas, et quoiqu'il y en ait, comme je l'ai dit plus haut, une à chaque face plantaire, dans le tissu cellulaire, sus-aponévrotique, le malade marche à pied, sur le pavé ou ailleurs, sans douleur, et peut chasser des journées entières sans le moindre inconvénient.

Je livre ce fait à la méditation des praticiens ; chacun y

puisera sans doute quelques enseignements et les malades y gagneront certainement. Ce n'est point, en effet, une chose de médiocre importance pour un malheureux, en proie à une diathèse *fibro-plastique* ou *cancéreuse* (ce qui est à peu près synonyme), de savoir qu'il peut prolonger ses jours, paisiblement, sans payer un affreux tribut à la chirurgie qui, certes, ne pourrait pas se vanter de le soulager, encore moins de le guérir, et dont l'intervention exposerait le patient à des dangers nombreux, sans compter les récidives qui ne pardonnent jamais.

CHAPITRE XX

DE L'ÉTHER DANS LE TRAITEMENT DES SURDITÉS.

> Multa renascentur, quæ jam cecidere, cadentque
> Quæ nunc sunt in honore.
>
> HORACE.

Lorsque, il y a trois ans à peine, la prétendue découverte de mademoiselle Cléret, patronnée par quelques hommes philanthropes, vint exciter au plus haut degré la curiosité des médecins et des gens du monde, notre surprise fut extrême, et nous ne la cachâmes point.

Car c'était vraiment chose incroyable, et à Paris surtout, de voir trois médecins haut placés dans la science et dans l'estime de tous[1] faire l'apologie d'un moyen de guérir les sourds présenté comme nouveau, quoiqu'il fût déjà bien vieux, et donner en pâture au public ébahi quelques exemples plus que douteux d'améliorations observées, disait-on, chez des enfants soumis aux instillations éthérées : tout cela de

[1] MM. Béhier, Lélut, Bérard.

la meilleure foi possible, et sans prendre d'ailleurs aucun soin de nous dire dans quel cas, pour quelle espèce de surdité ou d'affection de l'oreille, le merveilleux remède avait semblé réussir parfois entre les mains de la charitable institutrice.

Si le moyen eût été innocent, rien de mieux que d'en laisser le libre usage à tous ceux qui seraient tentés de s'en servir; mais de nombreux accidents étaient bien vite arrivés, sans diminuer pour cela sensiblement l'engouement général, par exemple : des inflammations violentes de l'oreille, même des otites phlegmoneuses, des douleurs insupportables dans la tête, etc., tous accidents dont je parlerai plus loin. Même, il le faut avouer, la pauvre demoiselle Cléret, à force d'employer pour ses propres oreilles assez sourdes, paraît-il, du moins, l'éther qu'elle conseillait aux autres, avait fini par en devenir folle.

Nous apprenions aussi, quelques mois plus tard, qu'elle venait de succomber dans une maison d'aliénés. Quelle leçon et quel enseignement!

Placé à la tête d'un dispensaire important et consacré exclusivement au traitement des maladies des oreilles, j'observais moi-même chaque jour des accidents nombreux sur des malades qui, après avoir été soumis en ville aux instillations d'éther, venaient ensuite chercher un soulagement près de nous.

Je crus alors de mon devoir d'avertir au moins les médecins des dangers qu'ils faisaient courir à leurs clients en leur conseillant l'éther, et, grâce à la bienveillance de M. le docteur Caffe, je pus faire insérer l'article suivant dans son estimable journal[1], afin de porter ces faits à la connaissance de tous. Je vais reproduire cet article un peu plus loin.

Puis je rapporterai quelques-uns des cas malheureux qu'il

[1] *Journal des Connaissances médicales*, 10 juin 1860.

m'a été donné d'observer. Enfin, je ferai connaître quelques-uns des essais tentés par moi avec prudence, afin d'arriver à connaître la vérité et me former une opinion sérieusement motivée sur un sujet aussi important. Mais je dois dire hautement que mon seul but a toujours été d'éclairer les médecins et le public, et il a fallu insister longtemps pour leur montrer à la fois l'inanité et les périls d'une pratique aussi aveugle.

Voici ce que je disais, en 1860, dans le journal cité tout à l'heure :

« Si l'on jugeait de la valeur des choses par le bruit qu'elles font à nos oreilles, on pourrait croire que la presse, grande et petite, a pensé mettre le public en possession d'un arcane, d'un remède véritablement héroïque pour la guérison des sourds, et principalement des sourds-muets.

« En effet, depuis quelque temps nous n'entendons plus parler en tout endroit que du remède vraiment merveilleux de cette infortunée demoiselle Cléret, et là-dessus chacun de s'écrier que le mérite de cette pauvre fille est réellement au-dessus de tout éloge, puisqu'elle n'a pas craint de pousser le dévouement jusqu'à se faire martyre de sa propre découverte, afin d'en mieux prouver la vertu, mais surtout les dangers.

« Car malheureusement la question que chacun se pose à soi-même en méditant ce triste exemple de l'empirisme n'est autre que celle-ci :

« Mieux vaut-il garder une oreille telle quelle, que de s'exposer à perdre la raison ?

« La réponse à cette question n'est douteuse pour personne, et nous aurions vraiment su gré à la Commission médicale chargée de suivre les expériences de mademoiselle Cléret de nous avoir fait connaître son opinion sur ce point et quelques autres encore, par exemple :

« 1° Si l'application de l'éther et des excitants en général à la guérison des sourds et des sourds-muets est due à l'invention de mademoiselle Cléret?

« 2° Si le malheur arrivé à cette dernière est unique dans la science?

« 3° Si les améliorations que la Commission croit avoir constatées par l'emploi de l'éther méritent toute confiance, et si d'autres empiriques n'ont point obtenu des résultats semblables et même supérieurs par des procédés équivalents?

« 4° Enfin, quelle opinion l'on doit se former de ces prétendus remèdes merveilleux?

« Examinons donc chacune de ces questions, et cherchons-y quelques enseignements.

« L'emploi de l'éther dans le traitement de la surdité n'est point chose nouvelle, qu'on le sache bien. Au commencement du siècle, Itard avait déjà mis en usage nombre de fois ce merveilleux moyen, et l'avait abandonné plus tard comme infidèle et même dangereux.

« Vers le même temps, en Angleterre, J. H. Curtis, ayant employé ce même remède, dut bientôt y renoncer.

« Depuis cette époque, Kramer, à Berlin, et en France tous les médecins qui ont eu des sourds à traiter, se sont servis de l'éther, mais sous forme de fumigation à l'état de vapeur et en suivant la voie de la trompe d'Eustache pour pénétrer dans l'oreille moyenne. Marc d'Espine, seul en France, instilla l'éther liquide dans l'oreille, et il put constater la violence de la douleur; mais, nous devons l'avouer, si nous n'avons point eu à regretter d'accidents terribles comme celui de mademoiselle Cléret, il faut bien dire aussi qu'on n'a enregistré aucun succès éclatant. Par conséquent, depuis tantôt quarante ans que l'éther est à l'essai dans le traitement des sourds, s'est-on bien gardé d'en faire une panacée.

« Seulement, nous avons pu faire quelques remarques importantes sur l'action de cet agent, qui n'est, à vrai dire, qu'un stimulant très-violent et très-douloureux quand on le met brutalement en contact avec nos membranes muqueuses, principalement celles de l'œil, de l'oreille et du nez, lesquelles empruntent à la cinquième paire des filets nerveux d'une exquise sensibilité[1]. L'oreille moyenne surtout, qui doit sa délicatesse exquise au plexus tympanique, ne supporte les excitants un peu énergiques qu'au prix des plus vives douleurs. C'est ainsi que quelques gouttes de vapeur d'éther, en pénétrant dans l'oreille *externe* ou *moyenne*, déterminent une sensation de brûlure violente, analogue au fer rouge. On peut comprendre dès lors que ce moyen ne saurait être innocent, surtout si l'on vient à en répéter l'usage. En effet, tous les médecins savent que l'oreille, n'étant séparée du cerveau que par une mince lamelle, moins épaisse qu'une coquille d'œuf, les irritations violentes et douloureuses de l'appareil auditif s'étendent rapidement jusqu'à l'encéphale et peuvent y faire naître de graves désordres. Pourtant, si l'utilité de l'éther était bien constatée, il n'y aurait qu'à en régler l'administration au moyen des principes sévères que la prudence doit conseiller au médecin honnête et consciencieux; mais il n'en est rien, ainsi que je le prouverai tout à l'heure.

« Mais ce n'est point tout encore, et l'éther n'est pas le seul excitant dont l'emploi dans la surdité ait produit de graves désordres dans le cerveau. J'ai été consulté deux fois pour deux dames sourdes, qui, à la suite d'un traitement par l'électricité, avaient perdu la raison. L'une a fini par succomber misérablement aux suites d'une paralysie générale survenue deux ans après l'invasion de la folie; l'autre était condamnée à voyager par toute l'Europe, pour chercher, s'il était possible, un soulagement à ses maux. Chez ces deux personnes,

[1] Il faut y joindre le plexus tympanique du ganglion d'Andersh, du glosso-pharyngien.

c'est à la suite des douleurs violentes ressenties pendant l'application de l'électricité qu'ont éclaté les douleurs de tête intolérables et qui n'ont précédé que de quelques semaines les hallucinations et la folie.

« Du reste, chacun a pu lire, dans Lebouvyer-Desmortiers, l'histoire de cette sourde-muette qu'il essaya de traiter pendant près de deux ans, d'abord par des instillations irritantes dans l'oreille (*térébenthine*, *phosphore*, *ammoniaque*), sans succès, il est vrai, mais non sans faire courir de graves dangers aux jours de sa malade; il la soumit ensuite à l'électricité, sans autre résultat que de violentes douleurs, etc., — et même l'aggravation de son infirmité.

« Mademoiselle Cléret n'avait donc rien inventé sur ce point, et de plus le malheur dont elle a été victime n'est point sans précédents analogues, — et la Commission n'aurait eu qu'à se louer en lui donnant quelques prudents conseils. — Mais ce que nous devons surtout remarquer en parcourant les annales de notre art, c'est que de tout temps nombre d'empiriques ont prétendu guérir les sourds et les sourds-muets, chacun par un nouveau remède et toujours avec succès, si on les croit sur parole.

« Ainsi, du temps des Asclépiades, on guérissait les sourds à l'aide de la trompette; Dioscoride leur faisait brûler du soufre dans les oreilles, et Kirscher, guidé, dit-il, par une inspiration divine, lui dut sa guérison.

« D'ailleurs, au commencement du siècle, tous les grands journaux n'ont-ils pas retenti des succès qu'un certain Merle, de Bordeaux, se disant médecin naturaliste, proclamait obtenir dans le traitement des sourds-muets, en leur versant dans les oreilles quelques gouttes d'une eau de sa composition.

« Itard, émerveillé de ces prétendus succès, parvint, non sans peine et à prix d'or, à se procurer la formule de cette eau, et, à sa grande mystification, il la trouva composée de *perce-pierre*, de *sel de nitre* et de *vin blanc*.

« L'instillation de cette liqueur produisait une vive irritation dans l'oreille, et les succès de l'inventeur ne se sont reproduits entre les mains d'aucun médecin.

« Pour nous résumer, nous dirons donc que, si la Commission eût voulu donner quelque valeur à son rapport, elle aurait dû constater par un diagnostic positif la cause de la surdité chez les différents malades soumis aux instillations d'éther; et peut-être s'en serait-il trouvé plusieurs chez lesquels la présence de matière cérumineuse dans les oreilles aurait permis d'expliquer quelques-unes des améliorations obtenues.

« En effet, les concrétions cérumineuses de l'oreille, comme les calculs biliaires, sont formés d'éléments analogues et partant solubles dans l'éther.

« Il est peu de praticiens qui n'aient été consultés pour des surdités à des degrés différents et dont la cause unique, après un examen attentif au spéculum, n'était autre qu'une boulette de coton durcie et tassée contre la membrane du tympan, ou seulement du cérumen accumulé et concret, ce qui est fréquent chez les vieillards et même les jeunes gens qui négligent les soins de propreté et subissent ainsi une surdité accidentelle et mécanique, qui cède à la simple ablation de ce corps étranger.

« Le cérumen, destiné à éliminer les insectes du conduit auditif externe, est une matière grasse, d'un jaune rouge, d'une consistance de miel, amère, âcre, aromatique, sécrétée par les glandes du méat auditif.

« Jetée sur des charbons incandescents, elle se liquéfie d'abord, donne ensuite de l'eau, de l'ammoniaque, de l'acide carbonique et de l'huile empyreumatique; le résidu se compose de charbon contenant des phosphates de chaux et de soude.

« Le cérumen est essentiellement soluble dans les éthers.

« Quant aux autres sourds, chez lesquels les oreilles auraient été trouvées vides de cire, il aurait fallu sonder les trompes et s'assurer s'il n'y avait point quelque obstruction muqueuse ou autre dans leur cavité ou celle de la caisse. Car enfin l'éther liquide, instillé dans le conduit auditif externe, pénètre facilement par imbibition la membrane du tympan, si ténue, comme on sait, et dès lors agit dans la caisse, sur les produits qui s'y trouvent accumulés, comme nous l'avons vu agir, tout à l'heure, dans le conduit extérieur de l'ouïe, etc., etc.

« Ces précautions auraient été nécessaires pour éviter certaines chances d'erreur et donner plus de valeur au rapport. L'expérience est donc à recommencer; mais c'est d'ailleurs vraiment peine inutile, puisque depuis cinquante ans tous les médecins sont fixés sur la valeur de l'éther et d'autres excitants analogues dans le traitement des surdités.

« Depuis dix ans que j'ai appliqué mes soins à l'étude de cette désolante infirmité, il s'est présenté à moi beaucoup de sourds dont les oreilles avaient été aiguillonnées soit par l'éther, soit par la pile galvanique. Quelques-uns de ces malades m'ont confirmé seulement une observation que j'avais recueillie dans mes propres tentatives, savoir : que l'éther, l'arnica, même l'électricité, et plus particulièrement le galvanisme, après avoir dans un petit nombre de cas, fort rares d'ailleurs, réveillé pour un moment très-court une partie de la sensibilité de l'oreille, et même diminué la surdité, avaient fini par amener une plus profonde et irrémédiable hébétude de ce sens délicat.

« Il y a donc lieu de réfléchir, pour un médecin, avant de donner son approbation à de tels remèdes. En méditant attentivement les faits que je viens d'analyser brièvement, on reste convaincu de la réalité de ces deux proverbes : *Nihil novum sub sole*, et de cet autre non moins vrai : *Vulgus vult decipi ;* et il en sera toujours ainsi, tant que le monde tournera dans son même cercle. Mais il est du devoir des médecins de s'opposer à ces abus en cherchant à éclairer les malades.

« Il est vrai que le besoin du merveilleux, de la surprise a toujours existé, et il ne faut point chercher ailleurs la cause du succès des empiriques qui, à toutes les époques, ont affligé notre profession.

« Chacun de nous se rappelle sans doute l'histoire de cet industriel, qui faisait rire jusqu'aux larmes Grimm et Diderot, et qu'ils ont consignée dans leur correspondance littéraire, historique et critique.

« Je la dirai en peu de mots :

« Vers la fin du siècle dernier, les grandes dames de Paris présentèrent le singulier spectacle d'être en proie à une sorte d'épidémie de maux de nerfs, vapeurs, vésanie, convulsions, etc.

« Un soldat aux gardes, assez bien tourné d'ailleurs, eut l'idée, sous le costume déguisé de médecin, d'administrer lui-même à ces riches malades un breuvage de sa composition, et il guérit ainsi nombre de convulsions réputées incurables.

« Il fit plus, car en peu de temps, sa fortune étant arrivée à point, il put divulguer le secret de sa drogue, qui n'était autre qu'*une décoction de foin*. Et même, ajoute Grimm, après en avoir tant donné à ses malades, il lui en restait encore assez pour nourrir deux bons chevaux qu'il mit devant un bon carrosse, tandis que marchait à pied, crotté dans la boue, maint régent de la Faculté. »

« Comme on le voit, le monde vieillit et ne change point. »

Il est vrai que si le remède était sans vertu, il était aussi sans danger ; et l'on ne peut pas dire qu'il en était de même de celui de mademoiselle Cléret.

Les faits suivants en fourniront la preuve.

Obs. XVIII. — *Otite phlegmoneuse.— Instillations d'éther dans les oreilles.* — Au mois d'août 1860, une dame employée chez M. Delahaye, libraire, place de l'École-de-Médecine, me fut adressée par lui, à mon dispensaire, dans les circonstances suivantes :

Étant dure d'oreilles depuis quelque temps, cette pauvre femme avait eu l'idée de recourir aux instillations d'éther dans ses oreilles et à la dose de quelques gouttes chaque fois.

A la deuxième ou troisième instillation, la chaleur brûlante qu succède immédiatement au contact de l'éther dans l'oreille s'était aggravée au lieu de disparaître. Dès le lendemain, une tuméfaction phlegmoneuse avait envahi les deux conduits auditifs; la douleur était affreuse, la surdité complète.

Grâce à un traitement antiphlogistique énergique, la douleur s'amenda rapidement; mais il se forma dans chacun des conduits auditifs cinq à six abcès avec sphacèle du tissu cellulaire sous-cutané, et finalement la surdité se trouva augmentée considérablement.

Il ne fallut pas moins qu'un traitement assez long et méthodique pour rendre aux oreilles de cette pauvre femme l'état supportable dans lequel elles se trouvaient avant l'emploi des instillations éthérées.

Cette observation n'est pas unique, qu'on le sache bien ; mais c'est une des plus démonstratives, et de plus chacun a pu dans le temps et pourrait même encore, en cas de doute, en vérifier l'authenticité. Pour cela, il suffirait de s'adresser à M. Adrien Delahaye, que tout le monde connaît.

Je terminerai cet exposé, déjà trop long, par quelques réflexions et un court résumé des tentatives que j'ai cru devoir faire pour arriver à connaître la vérité.

Plus un organe est délicat, sa conformation compliquée, plus ses lésions et leurs causes sont nombreuses, plus il faut se préserver d'un aveugle empirisme. Le chirurgien dogmatique seul, qui connaît la structure et le mécanisme de l'oreille, qui sait tous les dérangements qu'elle peut éprouver et toutes les causes qui en font naître, peut prescrire un traitement convenable et apprécier à leur juste valeur les remèdes ou secrets ou connus. Il sait en outre que cette maladie, moins encore que toute autre, ne peut avoir de spécifique.

Je possède un total de cent dix malades, affectés, les uns de catarrhe chronique de l'oreille moyenne, les autres de surdité appelée nerveuse, forme qui en est, selon moi, la dernière période; tous étaient, bien entendu, affectés de dureté d'oreille, que j'ai d'ailleurs calculée avec la montre avant et après le traitement[1].

En agissant avec la plus grande précaution, j'ai instillé quelques gouttes d'éther dans les oreilles. Non-seulement la douleur, mais les bourdonnements et la dysécée ont augmenté progressivement avec le nombre des instillations.

J'ai même dû y renoncer, tant j'étais péniblement affecté du résultat. Car, enfin, nous n'avons pas le droit d'expérimenter au delà d'une certaine mesure que la conscience doit indiquer.

Je suis donc convaincu du peu d'efficacité de l'éther. Je suis même convaincu de ses dangers. En effet, dans vingt cas, la douleur et la rougeur du conduit auditif ont été si violentes qu'il a fallu recourir aux antiphlogistiques les plus énergiques.

Quatre malades (femmes) ont éprouvé dans la tête des douleurs aiguës qui les privent de sommeil, et qui n'ont pas encore disparu, quoique le traitement soit demeuré suspendu depuis plus de quinze jours.

Et, chose singulière! moi qui croyais, dans mes premières tentatives, que l'éther pourrait être utilisé sans inconvénient et comme dissolvant dans les cas de concrétions cérumineuses de l'oreille, je suis forcé maintenant d'avouer que,

[1] Voir le *Journal de médecine et chirurgie pratiques* du docteur Chaillou. (Juillet 1860.)

même dans ce cas, je l'ai vu déterminer des accidents, par exemple, l'otite grave, avec gonflement considérable des membranes du conduit auditif et vascularisation du tympan.

Je sais bien que des observations de malades améliorés ont été publiées ; mais, dans ces cas, le diagnostic de la lésion auriculaire, cause de la surdité, n'ayant point été établi, le doute reste dans l'esprit et commande la plus grande réserve.

Le temps, ce *grand enseigneur*, comme dit Montaigne, nous en apprendra-t-il davantage ? La prudence et la bonne foi nous imposent l'obligation de dire que nous ne le pensons pas.

Pour ma part, je crains bien que les différentes modifications apportées à la manière d'instiller l'éther, soit avec la seringue Pravaz, ainsi qu'on vient de le proposer, soit avec un instrument quelconque, ne changeront rien aux déceptions dont nous avons été témoins ; ce qu'il faudrait modifier et même changer avant tout, c'est le remède. Mais ne désespérons point de nos faibles efforts et surtout ayons foi dans l'avenir et dans la persévérance au travail.

CHAPITRE XXI

SUR UNE VARIÉTÉ NON ENCORE DÉCRITE DE BOURDONNEMENTS D'OREILLE, ET LES MOYENS D'EN OBTENIR LA GUÉRISON.

Il ne s'agit point dans ce chapitre d'une maladie qui compromet gravement l'existence, mais plutôt d'une infirmité qui la rend insupportable. Cette infirmité non-seulement brise tous les liens sociaux, mais encore la position, quelle qu'elle soit, de celui qui en est atteint : riche ou pauvre, jeune ou vieillard.

Au début de ma carrière, j'ai même été appelé à donner des soins à un malade qui s'était tiré un coup de pistolet dans la tempe pendant un de ces accès de mélancolie profonde, causés par des bourdonnements d'oreille jusque-là rebelles à tous les moyens. Je conserve encore la balle que j'ai retirée du crâne de ce malheureux.

Mais, si tous les malades qui sont atteints de bourdonnements d'oreille ne se livrent point à ces actes de sombre désespoir, pourtant il faut avouer que ces bruits morbides, ce tapage incessant dans les oreilles et qui retentit dans toute la tête et cause la surdité, empoisonnent chaque jour de la vie et en remplissent tous les instants du plus noir chagrin.

Pour le malade atteint de bourdonnements, toute relation devient impossible, la société n'a plus de charmes ; la vie intime même, celle du foyer, est sans joie et remplie d'amertume.

Mais ce qu'il y a de plus affreux encore, c'est que la plupart des positions se trouvent détruites par cette cruelle infirmité. Le médecin doit renoncer à l'exercice de son art, l'avocat à la clientèle ; et si c'est un artisan qui, pour remplir les conditions de son emploi, doit transmettre les ordres de son maître, il faudra certainement renoncer au travail qui alimentait la famille.

Parmi les maux qui nous affligent, le bourdonnement d'oreille est un de ceux que le temps et l'habitude adoucissent le moins, et l'on a déjà vu qu'une mélancolie profonde, le suicide même, pouvaient en être le résultat.

Nombre de fois, j'ai vu des personnes qui en étaient tourmentées solliciter avec instance l'emploi des moyens les plus violents dont la chirurgie dispose, tels que le séton, le moxa, le fer rouge, etc., et ne demander, pour s'y soumettre, qu'une faible espérance. Ces réflexions préliminaires, bien longues sans doute, trouveront leur justification, du moins j'en ai l'espoir, dans l'importance des questions qu'elles soulèvent; elles feront aussi mieux ressortir les moyens de traitement que je viens proposer.

Pour plusieurs d'entre eux, l'expérience directe a déjà prononcé au grand avantage des malades; mais il reste, je dois l'avouer, encore à faire, et si je n'ai pas atteint le but complètement, peut-être aurai-je réussi à le montrer. A mes propres yeux la tâche n'est pas achevée; pour atteindre ce but une condition serait indispensable : étudier sur un grand théâtre avec toutes les ressources de la clinique moderne. Or ce résultat si désirable ne pourra être obtenu tant que les sourds et ceux qui se vouent au traitement de leur infirmité n'auront pas droit de domicile dans les hôpitaux. Il serait vraiment utile qu'une grande institution clinique pour les maladies des oreilles fût établie à Paris, ainsi qu'il en existe à Londres et à Dublin. Les avantages qui en résulteraient pour les malades et pour la science sont faciles à comprendre, et c'est là un point important sur lequel nous avons déjà plus d'une fois appelé la sollicitude de l'administration.

Des bourdonnements d'oreille. — Les bourdonnements d'oreille se font entendre dans toutes les indispositions de cet organe, et j'ai longuement insisté ailleurs sur ce symptôme, l'un des plus pénibles que l'on puisse éprouver [1].

Je rappellerai seulement que les bruits d'oreille se manifestent le plus souvent dans le cours des affections suivantes :

1° Les concrétions cérumineuses du conduit auditif;

2° Le catarrhe aigu et chronique de la caisse;

3° Les rétrécissements de la trompe d'Eustache, aigus ou chroniques;

4° Dans certaines formes de surdité appelée *nerveuse*,

[1] *Traité pratique des maladies de l'oreille*, 1857.

parce que le nerf acoustique est devenu le siége d'une modification organique ou vitale.

Or j'ai démontré[1] il y a déjà longtemps que dans cette surdité la lésion est complexe, et qu'il existe le plus souvent une congestion sanguine à des degrés plus ou moins avancés, et même une véritable phlegmasie d'une ou plusieurs parties de l'appareil auditif, soit des extrémités nerveuses, soit de la membrane muqueuse de la chaîne des osselets et de la membrane du tympan, etc.

Aujourd'hui même, les moyens d'exploration que nous avons à notre disposition nous permettent de reconnaître facilement à laquelle de ces différentes causes le bourdonnement doit être attribué ; en effet, si par un examen attentif de l'organe de l'ouïe nous constatons : 1° que le conduit auditif externe ne renferme pas de masses cérumineuses ; 2° que la trompe n'est pas rétrécie ou n'est point obstruée par des mucosités ; 3° que l'oreille moyenne elle-même ne contient pas de collection muqueuse, sanguine ou purulente, nous arrivons à cette conclusion que la cause des bourdonnements réside dans le cerveau ou dans le nerf. Les antécédents du malade, d'autres symptômes concomitants ou généraux, tels qu'une fièvre grave au début ou à une période plus avancée, l'âge surtout, seront des éléments précieux pour résoudre les difficultés du diagnostic différentiel, et nous arrivons ainsi à établir que la cause des bourdonnements réside dans le nerf lui-même, soit qu'il reçoive l'ébranlement morbide d'une congestion ou d'une phlegmasie de son propre tissu, ou que cet ébranlement pathologique lui soit communiqué par les membranes environnantes enflammées. Je sais bien que, dans certains cas, une émotion morale vive a pu faire naître le bourdonnement, et

[1] *Archives générales de médecine*, 1855, et *Traité pratique des maladies de l'oreille*.

j'en ai rapporté moi-même des exemples remarquables[1], mais ces cas sont rares et confirment la règle posée tout à l'heure, ils sont d'ailleurs si faciles à reconnaître d'après les commémoratifs, qu'il suffit de les signaler à l'attention, pour en différencier la nature tout exceptionnelle.

Mais la cause la plus commune des bruits d'oreille, celle qui se rencontre le plus souvent dans la pratique, est due à la vascularisation pathologique (congestion ou phlegmasie) d'une partie quelconque du nerf auditif, ou d'une portion plus ou moins étendue de l'appareil du même nom, mais en rapport direct avec le tronc nerveux ou ses annexes.

Je m'explique : nous savons tous que les bourdonnements sont un des symptômes et en même temps l'un des signes les plus constants de certaines surdités appelées nerveuses ; bien des théories ont été proposées pour s'en rendre compte, mais la meilleure est encore celle de Duverney, publiée en 1683. Pour lui, ces bourdonnements sont dus, dans ce cas, à l'afflux plus considérable du sang dans les capillaires artériels du limaçon et les conduits demi-circulaires, et cet afflux sanguin cause un ébranlement des dernières ramifications du nerf auditif. Or l'ébranlement des ramifications du nerf auditif, quelle qu'en soit la source, détermine la production du son et laisse percevoir à celui qui en est l'objet des bruits de nature et d'intensité diverses ; de même que l'ébranlement de la rétine s'accompagne toujours de phénomènes lumineux.

A l'état normal, la pulpe nerveuse ou la rétine auditive est doucement agitée par les oscillations du liquide de Cotugno mis en mouvement par la platine de l'étrier, obéissant elle-même aux vibrations du tympan.

Mais si, sous l'influence d'une phlegmasie des cavités labyrinthiques, la circulation sanguine vient à augmenter

[1] *Traité pratique* (chapitre *de la surdité nerveuse*).

d'activité, dans les capillaires qui arrosent les frêles et molles ramifications du nerf auditif, on comprend qu'il en pourra résulter un ébranlement dans les filets nerveux et que cet ébranlement pathologique aura pour effet la production de sons anormaux, de même que les ondulations physiologiques de la lymphe de Cotugno engendrent à l'état normal le son proprement dit.

Grâce aux progrès de l'anatomie, cette théorie entrevue par Duverney et Lecat n'est plus une hypothèse, car les dissections que j'ai faites depuis tantôt quinze ans m'ont démontré bien des fois la réalité de ces phlegmasies labyrinthiques et cochléaires, et occupant ainsi le nerf auditif dans tout son trajet à travers le rocher. Il suffit, en effet, qu'il y ait congestion, phlegmasie ou même excitation du nerf acoustique dans le crâne comme dans le labyrinthe, pour que des bourdonnements soient produits. J'ai cité d'irrécusables preuves de cette assertion dans plusieurs mémoires consacrés surtout à l'anatomie pathologique de l'oreille[1].

Ce premier point démontré, on comprend que je repousse de toutes mes forces l'opinion de Kramer. On sait que cet auteur place le siége des bourdonnements dans la *corde du tympan*, et la cause de ces bruits morbides dans l'irritation ou l'inflammation de ce filet nerveux.

Bien que j'aie déjà réfuté ailleurs[2] cette hypothèse toute gratuite, je ne puis cependant la passer complétement sous silence. Examinons donc rapidement les quatre expériences instituées par Kramer, dans le but de démontrer la singulière proposition que j'énonçais à l'instant[3].

[1] *Archives générales de médecine*, 1855 ; janvier et juin, et *Traité pratique des maladies de l'oreille*, 1857.

[2] *Traité pratique des maladies de l'oreille*, p. 412 et suivantes.

[3] Je dois faire observer que j'ai fait traduire ce petit passage par un professeur allemand d'origine, afin de réduire à leur juste valeur les récriminations de l'auteur, qui se plaint toujours d'avoir été mal compris, quand on émet une opinion contraire à la sienne.

« 1re *Expérience*. En pressant le tragus contre le méat auditif externe, on entend un bruit sourd dans l'oreille : ce bruit augmente avec la pression et disparaît avec elle.

« 2e *Expérience*. Le même bruit se produit quand on expire la bouche et le nez fermés.

« 3e *Expérience*. Si vous versez un liquide non irritant dans l'oreille, par exemple de l'eau, de l'huile tiède, il se produit un grand bruit aussitôt que la première goutte touche la membrane du tympan ; ce bruit est suivi d'un autre plus sourd avec sifflement, dès que la membrane du tympan est couverte de liquide.

« 4e *Expérience*. En touchant doucement la membrane du tympan on ne cause aucune douleur, excepté dans le point qui est au-dessus du manche du marteau sous lequel passe la corde du tympan. Pendant cet attouchement, on entend aussi un bruit sourd et qui augmente avec la pression exercée sur la membrane. »

Selon Kramer, les différents chocs qui se produisent dans ces quatre expériences et résultant d'actions mécaniques, irritent la corde du tympan ; et cette irritation est la cause du bruit qui a lieu dans l'oreille soumise à l'expérience.

Tels sont les faits sur lesquels Kramer s'appuie pour avancer que la corde du tympan est le siége du bourdonnement. Examinons-les avec attention.

Depuis les belles recherches de MM. Longet, Cl. Bernard, tous les anatomistes et physiologistes sont restés convaincus que la corde du tympan est un filet sensitivo-moteur destiné à favoriser l'érection des papilles de la langue dans l'acte de la gustation ; mais personne, que je sache, n'a jamais pensé à lui attribuer le phénomène du bourdonnement. Les quatre expériences de Kramer, que nous avons rapportées textuellement, ne prouvent absolument rien en faveur de la théorie qu'il soutient.

En effet : 1° le bruit sourd qui est produit dans la première expérience, en pressant le tragus contre le méat auditif, s'explique tout simplement pour la diminution brusque de la capacité du conduit, par la difficulté de la libre circulation de l'air et la collision de ses molécules dans son intérieur.

2° Dans la deuxième expérience, le même bruit se produit quand on expire le nez et la bouche fermés. Ici l'explication est différente. D'abord ce phénomène est très-variable, et, selon nous, il indique déjà une altération de l'oreille interne. Quand on expire le nez et la bouche fermés, la colonne d'air qui pénètre dans la trompe remplit bientôt la caisse et, distendant ses parois, exerce une pression plus ou moins forte sur les organes qu'elle renferme : la chaîne des osselets est la première à subir cet ébranlement brusque et saccadé ; or, comme elle ne saurait subir une série d'oscillations de cette nature sans réagir sur la lymphe de Cotugno au moyen de la platine de l'étrier, il en résulte un ébranlement particulier du nerf acoustique, et cet ébranlement, chez les sujets irritables ou chez ceux dout l'oreille interne est déjà malade, produit un bourdonnement, comme nous l'avons démontré précédemment.

3° La même explication suffit pour nous rendre compte du bourdonnement qui survient dans la troisième et même dans la quatrième expérience ; mais d'ailleurs ce n'est pas un bourdonnement proprement dit qu'on entend dans ces deux cas.

A. Dans le premier, c'est le bruit de l'air qui s'échappe en sifflant d'un canal étroit et tortueux, comme le conduit auditif, à mesure qu'on le remplit de liquide, et ce phénomène de physique est tellement élémentaire qu'il ne saurait être contesté.

B. Dans la quatrième expérience, pendant l'attouchement

de la membrane du tympan, il n'y a d'abord aucune douleur, mais un sentiment de démangeaison bien connu, et en second lieu le bruit que l'on perçoit est tout simplement produit par le choc exercé à la surface d'une membrane élastique, adaptée elle-même à une caisse sonore. Pour vérifier cette proposition, il suffit de toucher l'une des peaux d'un tambour, même légèrement, et vous percevrez alors un bruit rendu fidèlement par l'instrument et avec un accroissement proportionné à sa capacité sonore. Or, dans un tambour, il n'y a rien (paraît-il du moins) qui puisse simuler la disposition que la corde du tympan affecte dans l'économie de la caisse de l'oreille. D'ailleurs il y a un argument sans réplique et qui renverse toute la théorie, et celui-là nous est fourni par la pathologie; en effet, nous voyons tous les jours des malades atteints d'otorrhée, privés d'osselets, de membrane du tympan et par conséquent chez lesquels la corde tympanique a été détruite par la suppuration depuis fort longtemps, et qui n'en éprouvent pas moins des bourdonnements. J'en citerai tout à l'heure deux exemples frappants.

Ces considérations suffiront, je pense, pour réduire la théorie précédente à sa juste valeur; mais l'autorité du nom qui s'y attache me faisait un devoir de la rappeler avant d'aller plus loin.

Concluons donc que, si dans les surdités nerveuses le siége des bourdonnements est en dehors de la corde du tympan, il doit se trouver dans le nerf acoustique lui-même, et c'est en effet ce que nous enseigne l'observation clinique.

Depuis longtemps j'avais remarqué que dans certains cas de bourdonnements dans lesquels la trompe, la caisse, le conduit auditif étaient sains, si l'on venait, à l'aide du spéculum, d'un réflecteur, et surtout d'une forte loupe de 8 à 10 centimètres de foyer, à examiner la membrane du tympan dans le point qui donne attache au manche du marteau, on pouvait constater les phénomènes suivants :

1° La rougeur éminemment vasculaire du manche du marteau et de la portion de la membrane environnante ;

2° Que dans ce même point on voyait la membrane du tympan agitée de petites oscillations intermittentes et isochrones à celles du pouls.

Frappé un grand nombre de fois par ce même phénomène, lorsque je cherchais à le constater, je désirais vérifier l'explication que j'en avais conçue, quand les faits suivants vinrent s'offrir à mon observation.

Obs. XIX. — Une jeune personne était affectée d'un écoulement de l'oreille gauche depuis trois ans ; cet écoulement était abondant : il y avait surdité très-prononcée de ce côté et un bourdonnement insupportable. M. le Dr Campbell, médecin de la malade, eut la bonté de me l'adresser, et voici ce que je constatai dans l'oreille gauche, la seule affectée : Membrane du tympan détruite, ainsi que la chaîne des osselets ; une saillie rougeâtre apparaît sur les côtés du promontoire et paraît être bien manifestement l'étrier resté en place, enclavé dans sa fenêtre ; la membrane muqueuse est rouge, fongueuse. Mais un point curieux fixe principalement mon attention : c'est une sorte de mamelon, véritable hypertrophie de la membrane muqueuse, gros comme une tête d'épingle, situé en bas et en avant de la paroi interne de la caisse. Ce point rouge et luisant sur lequel est restée suspendue une petite gouttelette de pus, est agité de mouvements pulsatifs qui rappellent complétement ceux des artères.

En explorant le pouls de la malade, l'œil fixé sur ce point pulsatif, on constate que leurs battements ont lieu en même temps, ont la même durée et sont en un mot tout à fait isochrones. De plus, en comprimant la carotide correspondante on faisait cesser à l'instant les pulsations et les bourdonnements, et l'ouïe devenait meilleure.

Ce mamelon rougeâtre, touché trois ou quatre fois avec la solution de perchlorure de fer à 25°, s'affaissa rapidement dans l'espace de huit jours, le bourdonnement disparut en même temps et la surdité fut sensiblement améliorée.

Il y avait donc là un lacis capillaire assez fin pour soulever la muqueuse dans laquelle il se répand, à la manière des petits vaisseaux qui alimentent les tumeurs érectiles artérielles et cutanées.

Ce fait anatomique, que j'avais déjà observé bien des fois sans m'en rendre compte, fut tout à coup comme un trait de lumière dans mon esprit. Je m'occupais encore à en chercher une explication satisfaisante, lorsqu'un cas identique vint s'offrir à mon observation. Je vais le dire en peu de mots.

Obs. XX. — Il s'agit d'une malade atteinte d'une otite strumeuse de l'oreille droite, avec destruction de la membrane du tympan, chute des osselets, suppuration de la caisse.

Vers la partie moyenne de la paroi interne de cette cavité, on voyait se dessiner, en une saillie du volume d'un petit pois, un mamelon de la membrane muqueuse ; ce mamelon, d'un rouge luisant, était agité de pulsations isochrones à celles du pouls. L'ouïe était très-dure de ce côté, la montre ne s'entendant qu'au contact de l'oreille ; il y avait en outre des bourdonnements insupportables, comparés par la malade au carillon des cloches. La compression de la carotide, comme dans le cas précédent, faisait cesser immédiatement les pulsations et les bruits confus de l'oreille. L'ouïe devenait meilleure.

Je mis en usage le même traitement que dans l'observation citée tout à l'heure, et pendant trois semaines environ je touchai tous les trois ou quatre jours, avec un petit pinceau imbibé de perchlorure de fer, le mamelon rougeâtre et pulsatile dont j'ai donné la description.

Sous l'influence de cette médication, le flux d'oreille disparut avec les bourdonnements et l'ouïe devint sensiblement meilleure, à ce point que la montre était entendue à 30 et 40 centim., tandis qu'avant le traitement il fallait l'appliquer sur l'oreille.

Ces deux faits, interprétés naturellement et sans effort, nous donnaient l'explication de cette espèce de bourdonnements fréquents et insupportables que l'on rencontre dans les vieilles phlegmasies chroniques de la caisse et du labyrinthe, dont l'anatomie pathologique nous a révélé l'existence et qui jusqu'à présent, au grand désespoir des malades, sont demeurés rebelles à tous les moyens de traitements.

En effet, dans différents mémoires publiés en 1851, dans la *Gazette des Hôpitaux*; en 1854, dans le *Journal des sciences naturelles et médicales* de Bruxelles; la même année, dans un travail couronné par l'Institut en 1855; dans les *Archives générales de médecine*, en 1856; dans mon *Traité pratique des maladies de l'oreille*, en 1857; j'ai démontré les points suivants: 1° que de graves lésions de tissu peuvent exister dans la caisse et le labyrinthe, donner lieu à des symptômes de surdité, à des bourdonnements intolérables, et se dérober souvent à nos moyens d'investigations sur le malade, quand la membrane du tympan reste intacte:

2° Que ces altérations consistent en des épaississements rougeâtres et vasculaires comparables de tous points, ainsi que les observations microscopiques l'ont montré, aux hypertrophies mamelonnées et douées de pulsations que j'ai décrites plus haut aux observations XIX, XX.

La seule différence pour l'observateur, dans ces divers cas, est que, dans ces derniers, l'œil peut facilement plonger dans la caisse à travers le tympan préalablement déchiré ou détruit par un abcès; tandis que pour les autres avec des symptômes physiologiques semblables, mais le tympan étant demeuré intact, on ne ne peut établir le diagnostic que par induction.

Pourtant il y a un signe qui ne m'a jamais trompé, et je dois le faire connaître particulièrement; je dirais volontiers qu'il est pathognomonique: c'est la rougeur et la vascularisation du manche du marteau. Toutes les fois que ce signe existe et qu'on peut le constater d'une manière positive, l'expérience nous enseigne et l'on peut affirmer que le malade est tourmenté par des bourdonnements et que la cause de ces bourdonnements réside dans le développement anormal de lacis capillaires, suite de phlegmasie chronique, dans les différentes parties de l'appareil acoustique.

Ce diagnostic repose sur les données que l'anatomie pathologique nous a fournies et que j'ai longuement rapportées ailleurs [1].

Quant au traitement qui est le but légitime de la chirurgie pratique, il est plus facile d'en esquisser les indications que d'en formuler les moyens.

Nous savons parfaitement ce qu'il faut faire pour guérir les bourdonuements dus aux concrétions cérumineuses, aux obstructions de la caisse, aux rétrécissements de la trompe, aux congestions des centres nerveux, aux émotions morales.

Les deux observations précédentes font voir aussi de quelle manière on guérit les bourdonnements causés par une de ces hypertrophies de la muqueuse de la caisse, sortes de petites tumeurs érectiles et dont la cautérisation par le perchlorure de fer amène promptement la disparition, quand on peut les attaquer directement et à ciel ouvert, la membrane du tympan se trouvant préalablement détruite ou déchirée par un abcès, une affection catarrhale ou autre.

Mais lorsque cette cloison est intacte, et c'est le cas le plus fréquent, nous n'avons plus à notre disposition que des moyens détournés ou indirects. C'est pour ces cas difficiles de la pratique que Marc d'Espine a imaginé, mais sans avoir toujours réussi : 1° les injections de potasse caustique très-étendue ; 2° de mon côté, j'ai pratiqué le long du manche du marteau des instillations avec quelques petites gouttelettes de perchlorure de fer, à l'aide d'un tube capillaire convenablement disposé ou de la seringue de Pravaz ; 3° enfin, j'ai pensé à mettre en usage la compression et même la ligature des petits vaisseaux artériels qui pénètrent dans la caisse et le labyrinthe. Déjà, en 1855, dans une note de quelques lignes que l'on trouve dans les *Comptes rendus de la Société de biologie*, M. Rayer avait constaté, de son côté, qu'il existe

[1] *Traité pratique des maladies de l'oreille.*

toute une classe de bourdonnements dont les bruissements dans l'oreille sont isochrones aux battements du pouls. Il pensait même en avoir diminué quelques-uns par la compression de l'artère mastoïdienne, très-accessible aux doigts comme on le sait, en dehors de l'insertion du splénius à l'occipital, dans la rainure osseuse du muscle digastrique. Pour ma part, j'ai pratiqué un grand nombre de fois la compression de l'artère mastoïdienne dans le point indiqué, mais, je dois l'avouer, sans succès notable.

En 1857, rendant compte, dans mon *Traité des maladies de l'oreille*, de ces tentatives infructueuses, j'ajoutais que, si l'avenir en décidait autrement, il y aurait lieu de remplacer la compression temporaire de la mastoïdienne par la ligature de ce même vaisseau. Mais six années n'ont fait que confirmer les données de l'expérience et que l'anatomie avait fait parfaitement prévoir.

Arrêtons-nous donc un instant sur ce sujet et cherchons à nous rendre un compte exact des vaisseaux qui se distribuent aux différentes cavités de l'oreille. Nous y trouverons plus d'un enseignement : 1° L'artère mastoïdienne, dont je parlais tout à l'heure ; cette artère, branche de l'auriculaire postérieure et souvent de l'occipitale, présente des anomalies si fréquentes qu'on peut dire hautement, sans crainte de se tromper, que c'est par une véritable exception qu'elle traverse le trou mastoïdien pour pénétrer dans les cellules mastoïdiennes. C'est là, assurément, ce qui explique les résultats contradictoires obtenus par la compression de ce vaisseau, et qui ont été complétement négatifs de mon côté.

En effet, dans un grand nombre d'injections que j'ai faites pour m'éclairer sur ce sujet, j'ai trouvé les trois anomalies suivantes : 1° L'artère mastoïdienne postérieure (la seule qui nous intéresse) pénètre dans le crâne : *a.* le plus souvent par le trou déchiré postérieur ; *b.* en second lieu par le trou occipital lui-même ; *c.* par le trou mastoïdien. C'est dans ce dernier cas, de beaucoup le moins fréquent, qu'elle laisse en passant un faible rameau aux cellules mastoïdiennes. Mais c'est l'exception. La véritable artère des cellules est une branche de la stylo-mastoïdienne.

2° L'artère stylo-mastoïdienne, née de l'auriculaire postérieure et le plus souvent de l'occipitale, donne plusieurs rameaux au conduit auditif externe, un seul à la membrane du tympan, pénètre par le trou stylo-mastoïdien dans l'aqueduc de Fallope, le parcourt, fournit des rameaux à la membrane de la caisse, aux cellules mastoïdiennes, aux canaux demi-circulaires, au limaçon. J'ai vu plusieurs fois un rameau capillaire de la branche tympanique pénétrer dans la rampe inférieure du limaçon par un pertuis très-fin, situé sur les bords de la fenêtre ronde.

3° Les artères tympaniques, au nombre de trois. Deux de ces artères, nées de la carotide externe, se répandent dans la membrane muqueuse de la caisse du tympan; le troisième rameau se détache de la carotide interne, avant qu'elle sorte du canal inflexe du rocher, perce la paroi interne de la caisse, se distribue à la membrane qui revêt cette cavité et s'anastomose sur le promontoire avec le rameau tympanique de l'artère sphéno-épineuse.

Enfin, dans les injections fines, on voit un grand nombre de ramuscules capillaires pénétrer dans la caisse par de petits pertuis dont est criblé le canal du muscle du marteau, surtout dans le point où la portion écailleuse du rocher s'unit au temporal ; tous ces petits rameaux, nés de la carotide externe, vont former par leurs anastomoses une sorte de tissu capillaire très-serré dans la membrane muqueuse de la caisse et celle du tympan.

L'anatomie pathologique, il est vrai, n'a encore démontré aucune dilatation anévrysmatique de ces petites artères qui distribuent le sang dans l'oreille interne ; et quand on considère la situation et l'exiguïté de ces vaisseaux, on croit difficilement à la possibilité d'une telle dilatation.

Mais les observations nous ont montré qu'à la suite de phlegmasies chroniques il se développe dans les membranes de l'oreille, infiltrées de lymphe plastique, une sorte de lacis capillaire comme érectile, doué de pulsations, et disparaissant avec les bourdonnements qu'il occasionne par la compression de l'une des carotides et de l'externe plus assurément.

D'ailleurs pourrait-on expliquer autrement que par la création de ce tissu vasculaire anormal, ou la dilatation de quelques faibles rameaux artériels, ces violents battements qui ne se font sentir que dans une seule oreille, qui sont accompagnés de bruits insupportables, isochrones avec les mouvements des artères, et qui, semblables encore en ceci aux pulsations des anévrysmes ou des tumeurs érectiles, augmentent tumultueusement au moindre exercice ou sous l'influence de la plus légère émotion.

Les deux observations que j'ai rapportées plus haut sont une preuve irrécusable de cette proposition, et je pourrais la confirmer par un grand nombre d'autres. Mais que faire quand la membrane du tympan est dans son intégrité et ne permet pas de constater et encore moins d'attaquer directement les lésions de la caisse qui causent le bourdonnement?

Si tous les autres moyens venaient à échouer, tels que le cathétérisme des trompes, les émissions sanguines locales, la saignée du bras, du pied, de la jugulaire, les purgatifs drastiques et surtout les aloétiques, les affusions froides sur la tête et le cou, le cautère à l'apophyse mastoïde, le séton à la nuque, la faradisation ; si mon malade était surtout en proie à ces bourdonnements insupportables qui engendrent une mélancolie profonde, le désespoir et le suicide, je tenterais d'abord la compression des artères auriculaires, antérieure, postérieure et même la ligature de cette dernière, la plus importante sans aucun doute, puisqu'elle fournit la stylo-mastoïdienne, qui est la véritable artère de l'oreille interne.

J'agirais ainsi avec la ferme conviction de guérir le malade ou du moins de lui procurer un grand soulagement, sans l'exposer à aucun danger sérieux, l'expérience ayant montré que la compression des artères auriculaires et même leur ligature ne présentaient aucun inconvénient.

CHAPITRE XXII

DE LA PARALYSIE FACIALE QUI ACCOMPAGNE LES ÉCOULEMENTS PURULENTS CHRONIQUES DES OREILLES. — SES CAUSES. — SON TRAITEMENT.

La paralysie faciale est une complication fréquente des écoulements chroniques de l'oreille ; et il n'est point de praticien qui n'ait eu occasion d'en rencontrer des exemples.

Pourtant, il faut le reconnaître, jusqu'à ces derniers temps, aucune explication satisfaisante n'avait été donnée de cette grave complication, et la thérapeutique elle-même manquait de bases certaines pour formuler un traitement. En 1857 seulement, dans mon traité des maladies de l'oreille[1], j'énonçais de la manière suivante les principales causes qui peuvent amener cette hémiplégie :

1° « Cette paralysie faciale est due à ce que la suppura-« tion, après avoir désorganisé les parties profondes de « l'oreille, arrive jusque dans le canal de Fallope, et vient « baigner le nerf facial qui le traverse. Ce nerf se trouve « alors atteint de phlegmasie, sans pouvoir transmettre l'in-« flux nerveux aux muscles qu'il doit animer.

[1] *Traité pratique*, in-8°, avec figure, chez J. B. Baillère.

« 2° Mais, le plus souvent, la suppuration de l'oreille ne va « pas jusqu'au nerf facial lui-même. Elle s'arrête à une cer- « taine distance du canal de Fallope, mais elle amène dans « les lamelles osseuses qui forment les parois de ce canal « une ostéite, dont la conséquence est l'hypertrophie de ces « lamelles, la diminution de calibre du canal dans lequel « est contenu le nerf facial, et partant la compression de ce « nerf. »

C'est cette dernière cause de paralysie du nerf facial qu'il nous est permis de constater, de la manière la plus positive, chez une malade atteinte d'*otorrhée* datant de loin, et qui vint succomber, il y a quelques jours, à la phthisie pulmonaire dont elle était atteinte, dans le service de M. le professeur Trousseau, à l'Hôtel-Dieu.

Après les quelques détails recueillis pendant la vie, voici ce que l'examen anatomique a permis de constater :

La malade, âgée de 28 ans, affectée depuis plusieurs années d'un écoulement puriforme de l'oreille droite seulement, et de phthisie turberculeuse, arrivée au dernier degré, avait présenté, dans les dernières semaines de son séjour à l'Hôtel-Dieu, une paralysie faciale du côté droit, siége de l'écoulement, et occupant tous les muscles que ce nerf doit animer.

On avait pu constater aussi que la malade avait *tout à fait perdu l'ouïe* de ce côté.

A l'autopsie, nous avons trouvé :

A. Du côté droit, siége de l'écoulement et de la paralysie faciale :

1° Du pus, jaune verdâtre fétide, remplissant presque entièrement les deux tiers du conduit auditif.

2° Il est facile de constater avec un spéculum et un réflecteur que la membrane du tympan est complétement détruite.

3° Après avoir enlevé à la faveur d'une injection d'eau, la matière purulente qui obstrue le conduit, on constate, en outre, que tous les osselets sont tombés et ont été entraînés par la suppuration; et que la paroi interne de la caisse est entièrement dénudée, privée de membrane muqueuse et frappée d'ostéite.

4° En effet, le stylet, promené à sa surface, fait éprouver une sensation de crépitation caractéristique, qui ne peut laisser aucun doute à ce sujet.

5° Après avoir enlevé le temporal au moyen d'une coupe convenable, nous trouvons la confirmation des lésions précédemment constatées, et que je viens de décrire. De plus, nous constatons diversement que la paroi interne de la caisse est atteinte de cette *variété d'ostéite appelée condensante.*

6° Le canal de Fallope, ouvert dans tout son trajet, depuis le fond du trou auditif interne jusqu'au trou stylo-mastoïdien, nous a montré une véritable compression, une sorte d'aplatissement du nerf facial, causé par la diminution du calibre du canal étroit et tortueux qui doit la recevoir durant son parcours à travers le rocher.

7° Et cette diminution du calibre du canal de Fallope était produite par l'hypertrophie des lamelles osseuses du rocher, qui concourent à former ce canal; laquelle hypertrophie ne connaissait pour cause une *ostéite condensante*, déterminée par la suppuration qui avait détruit l'appareil de l'ouïe, presque en entier.

8° Quoique la malade eût succombé à une phthisie pulmonaire tuberculeuse, avec cavernes, etc., il n'y avait pas trace de tubercules dans l'oreille droite et dans les os qui concourent à la former; mais une phlegmasie supportative ayant envahi tout l'appareil auditif.

B. L'oreille gauche, examinée par comparaison et mise sous les yeux des élèves, ne présentait aucune trace d'altération.

Cette observation renferme plusieurs enseignements pratiques, qu'il est utile de mettre en lumière ; car ces enseignements sont destinés à guider le médecin dans le traitement de ces cas difficiles et qui sont loin d'être rares.

En effet, nous voyons souvent des malades atteints d'écoulement d'oreilles, d'otorrhée chronique, laquelle n'est ordinairement qu'une des manifestations précoces ou tardives de la scrofule.

Or, dans ces cas, la paralysie faciale vient fréquemment compliquer l'otorrhée. Eh bien, il est bon de savoir que la cause de cette paralysie réside dans une ostéite scrofuleuse du rocher.

Cette ostéite détermine l'hypertrophie des lamelles osseuses qui concourent à former le canal de Fallope, et partant la compression du nerf facial.

Or, d'après les altérations que l'autopsie nous a fait voir, il est bien évident que les vésicatoires, l'électricité, les applications endermiques de strychninie, etc., n'eussent produit aucun résultat satisfaisant ; et que pour instituer un traitement vraiment efficace, il eût fallu d'abord combattre, par des moyens appropriés la diathèse qui avait amené le flux d'oreilles, qui l'entretenait certainement, et avait enfin provoqué l'ostéite, cause de la paralysie faciale.

Ces principes, que j'avais déjà formulés en 1856, dans mon *Traité des maladies de l'oreille*, et notamment dans l'observation 110, trouvent dans le fait rapporté plus haut une nouvelle et éclatante démonstration.

Chez l'enfant, dont l'histoire est rapportée dans cette observation 110, il s'agissait encore ici d'une otite scrofuleuse avec hémiplégie faciale, et qui fut guérie par un traitement général et local.

Ces deux traitements, mis en usage simultanément, ont consisté : 1° en huile de foie de morue et gouttes de teinture d'iode à l'intérieur, depuis cinq gouttes jusqu'à vingt par jour ; 2° en bains salés ; 3° en cautères volants, appliqués sur l'apophyse mastoïde.

Quant au traitement local, il a consisté en instillations dans l'oreille de teinture de myrrhe, d'iode ; en injections avec le sulfate de cuivre, d'après les formules qui ont été données précédemment.

Il est vrai que chez la malade phthisique qui nous a présenté à l'Hôtel-Dieu, dans les salles de M. le professeur Trousseau, l'hémiplégie faciale dont il est question, de graves désordres du côté des poumons, devenus bientôt mortels, n'ont guère permis de songer à diriger un traitement efficace contre l'hémiplégie. Mais remarquons bien, pour notre instruction, ainsi que je l'ai fait voir tout à l'heure, par l'observation 110 empruntée à mon *Traité pratique*, remarquons bien qu'il n'y a pas que les phthisiques incurables qui soient atteints d'écoulements chroniques de l'oreille. On trouve surtout, dans la pratique, ces écoulements chez des sujets scrofuleux, dont la vie n'est nullement menacée pour le moment, ni peut-être pour l'avenir, et qui réclament impérieusement tous les soins nécessaires, afin d'être guéris de leur otorrhée.

Que cette otorrhée rebelle soit ou non compliquée de paralysie faciale, c'est toujours, il faut bien le reconnaître, dans la combinaison du traitement général et local que le praticien trouvera les chances de succès les plus certaines et les plus rationnelles.

D'ailleurs, l'expérience a prononcé sur ce point, et l'observation que j'ai citée plus haut est loin d'être la seule que j'aie recueillie. Toutes celles que je possède relatives à cette importante question sont aussi concluantes et parfaitement démonstratives.

CHAPITRE XXIII

OBSERVATIONS DIVERSES.

Obs. XXI. — *Otalgie, surdité, causées par une induration fibreuse ou fibro-cartilagineuse du périoste de la paroi interne de la caisse de l'oreille gauche et probablement aussi de la partie profonde des cellules mastoïdiennes et de nature syphilitique.* — Ce malade, âgé de quarante-deux ans, a commencé, il y a douze ans, à éprouver des douleurs violentes dans l'oreille gauche et ayant un caractère névralgique.

A cette époque, il avait l'habitude de travailler près d'un poêle, où brûlait un feu ardent de charbon de terre, et l'oreille tournée du côté d'où rayonnait la chaleur. Est-il permis de voir positivement, dans ce commémoratif, un rapport de cause à effet? — Nous ne le pensons pas.

L'affection s'est développée, peu à peu comme toutes les affections à marche lente, et les circonstances dans lesquelles elle s'est révélée la première fois ne peuvent être, à mon avis, qu'une pure coïncidence. Depuis cette époque les douleurs caractérisées par des accès comme névralgiques, n'ont pas cessé de tourmenter le malade à de courts intervalles, de un mois, cinq semaines au plus.

Il y a là une sorte de périodicité qui a fixé l'attention des médecins traitants, et qui cependant, malgré le caractère apparent d'intermittence a résisté à l'antipériodique par excellence : le sulfate de quinine.

Ces douleurs causent d'affreuses angoisses au malade ; elles durent un ou deux jours, plus ou moins ; sont plus violentes la nuit que le jour, sont exaspérées par la chaleur du lit, et soulagées par des applications froides sur l'oreille.

Le lendemain du jour où elles cessent, la marche est chancelante et le malade est obligé de s'appuyer pour assurer ses pas ; mais il n'y a jamais eu ni larmoiement, ni paralysie ou névralgie faciale ; encore moins des fourmillements dans les membres, la tête ou apparence de paralysie musculaire quelconque.

M. X. est d'une belle constitution, d'une santé robuste, âgé de quarante-deux ans, marié pour la deuxième fois ; père de plusieurs enfants bien portants ; un seul a succombé en bas-âge.

Il ne paraît pas y avoir de maladie héréditaire dans sa famille, autre que le rhumatisme.

Lui-même n'a jamais eu (paraît-il du moins) de maladie sérieuse et qui puisse nous éclairer sur celle qui le tourmente aujourd'hui, à l'exception d'une induration fibro-cartilagineuse, située dans le tissu cellulaire de la cuisse, au-dessus de la rotule gauche ?

Quelle est donc cette maladie, et quelle en est la cause :

1° La première pensée qui s'offre à l'esprit est celle d'une *otalgie* ; or, la cause la plus fréquente de l'otalgie est la présence d'une dent cariée et douloureuse, à l'une ou l'autre mâchoire, ou la sortie difficile d'une dent de sagesse. Ici, point de dents cariées : les dents de sagesse ont été arrachées. Les gencives elles-mêmes sont parfaitement saines.

2° Il n'y a point d'otite, ni aiguë, ni chronique, bien que le malade n'entende la montre du côté gauche qu'à quelques centimètres : l'intermittence de la douleur exclut surtout cette supposition.

3° En examinant avec attention l'appareil auditif, du côté gauche on constate que le pavillon est normal, ainsi que le conduit auditif, qui cependant paraît sec et privé de cérumen. La membrane du tympan est transparente et laisse voir le manche du marteau à sa place ordinaire.

L'air pénètre, dans la trompe et la caisse, avec un léger bruit muqueux, du reste plus accusé à droite, qui est le côté sain.

Cette exploration de l'oreille ne cause aucune douleur, non plus que les efforts d'expiration, de déglutition ; seulement, le rayonnement du calorique déterminé par le réflecteur pendant l'examen de l'oreille fait éprouver un commencement de sensation douloureuse, qui disparaît après l'application sur l'oreille d'un linge trempé dans l'eau froide ;

4° L'apophyse mastoïde paraît un peu plus grosse à gauche qu'à droite ; et encore le malade nous affirme que son volume, qui était plus considérable, a sensiblement diminué sous l'influence de frictions faites avec une pommade.

Aujourd'hui, il n'y a réellement qu'une très-légère différence entre les deux apophyses, quand on vient à les comparer entre elles. Il n'y a pas de fluctuation, ni de douleur à la pression ou la percussion.

5° Il n'y a jamais eu et il n'existe point encore de bourdonnements dans l'oreille : la surdité est assez prononcée ; le malade n'entend la montre qu'à cinq et six centimètres.

La douleur revient par accès tous les mois à peu près, et se propage le long du cou et du pharynx. La chaleur du lit exaspère la douleur et même la fait naître : elle est plus forte la nuit que le jour : aucun symptôme du côté des centres nerveux. Toutes les autres fonctions sont en bon état.

Nous pensons donc qu'il existe sur la paroi interne de la caisse de l'oreille gauche, au niveau du promontoire et comprimant d'une part le *plexus tympanique du ganglion* d'Andersh ; de l'autre, la platine de l'étrier, une production ou induration fibreuse ou fibro-cartilagineuse. C'est une lésion très-commune dans l'oreille moyenne, soit qu'elle provienne d'une cause rhumatismale, catarrhale ou spécifique. Sur ce point, les commémoratifs, scrutés avec soin, ne nous ont fourni aucune lumière.

Le plexus tympanique, comprimé, irrité, répond à ce stimulus par des accès de douleur d'autant plus violente qu'il est lui-même d'une exquise sensibilité. L'espèce de périodicité observée dans les crises de douleur ne prouve rien contre l'interprétation précédente, de nombreux exemples ayant prouvé qu'il en peut être ainsi, avec un simple corps étranger dans l'oreille. Même on a vu des accès de névrose encore plus terrible et périodique se développer sous leur influence et dans ces mêmes circonstances.

L'absence de tout écoulement d'oreille me fait rejeter toute supposition d'otite, et me porte à admettre que la lésion qui existe dans l'oreille moyenne s'est développée peu à peu, lentement et de la même manière que la production fibro-cartilagineuse qui existe à la cuisse gauche.

Nous conseillons, en conséquence, un traitement local et général.

A. Traitement local. — 1° Fumigation de mélilot avec acide acétique, liqueur d'Hoffmann, esprit de Mindérérus, une cuillerée à café.

Employer chaque liqueur pendant une semaine.

2° Si ces fumigations ne sont pas supportées, les remplacer par les fumigations de cinabre.

3° Ventouses scarifiées derrière l'oreille.

4° Pommade napolitaine et belladone iodurée pour frictions.

Au moment des accès de douleur :

5° Injections sous-cutanées d'atropine (5 gouttes, 1 milligramme).

6° Cautères à l'apophyse mastoïde, en permanence.

B. Traitement général. — Prendre pendant trente jours :

1° Eau distillée. . . . . 200 grammes.
Iodure de potassium. . . . . 10 —

Mêlez : Une cuillerée le matin, dans une tasse de gentiane, houblon, saponaire ou pensée sauvage.

2° Pilules de proto-iodure de mercure de 2 centig., et autant d'extrait thébaïque, le soir.

3° De deux jours l'un, remplacer la pilule du soir, par une cuillerée à café, de liqueur de Van Swieten, dans une tasse de lait.

4° Après un mois :

Prenez : Arséniate de soude. . . . . . 0,05 centig.
Eau distillée. . . . . 100 grammes.

Une cuillerée à café le matin, à jeun.

5° Avant le repas, prendre une cuillerée du sirop suivant :

Sirop de pivoine. . . . . 1/2 bouteille.
Sulfure de fer. . . . . 10 grammes.

6° Une fois par semaine, en se couchant, un des paquets :

Calomélas. . . . . 0,50 centig.
Extrait thébaïque. . . . . 15 centig.

Divisez en dix paquets.

7° Ablutions froides sur le dos et le cou, le matin.

8° Eaux d'Aix. Régime ordinaire. Vin à doses modérées. Éviter la fatigue. Coucher de bonne heure.

Après trois mois de traitement le malade était complétement guéri.

Obs. XXII. — *Absence congénitale de l'oreille externe droite* [1]. — Marie-Brigitte C... est née à terme, le 4 septembre 1860, à Kéromen, village de la commune de Plougastel-Daoulas (Finistère). D'un volume un peu au-dessous de la moyenne, assez bien conformée du reste, cette enfant présente les particularités suivantes :

L'oreille externe droite n'existe point ; il n'y a trace ni de pavillon

[1] *Gazette des hôpitaux*, 4 mars 1861.

ni de conduit auditif. Au lieu où ces parties ont leur siége habituel, on ne voit rien, pas le moindre relief, pas la moindre anfractuosité. La surface est plane, unie, continue avec la peau environnante. La joue droite n'est pas ronde et pleine comme celle du côté gauche; elle est, au contraire, plate et comme raccourcie.

Vers le milieu de l'espace qui sépare l'angle des lèvres de l'angle de la mâchoire, il existe un appendice entièrement libre et détaché à son pourtour, ne tenant à la joue que par son point d'implantation. Si l'on saisit cette éminence entre les doigts, on croit prendre le lobule d'une oreille. Sa face externe présente un cul-de-sac qui renferme quelques poils blonds, semblables, à la roideur près, à ceux que l'on rencontre chez certains individus sur celle des faces du tragus qui fait partie de la conque.

Dans les premiers jours de la naissance, l'appendice en question était assez mou et semblait charnu seulement. Aujourd'hui on reconnaît manifestement qu'il renferme un fibro-cartilage : aussi je n'hésite pas à le comparer à une oreille incomplète, avortée en quelque sorte.

En examinant l'espace situé entre l'appendice et l'orifice buccal, on aperçoit une ligne de tissu ressemblant à du tissu cicatriciel; cette ligne s'arrête à une fente de la commissure labiale. On dirait que l'angle des lèvres aurait été primitivement étendu jusqu'à l'appendice, puisque la cicatrisation se serait faite dans la moitié postérieure de l'incision. La partie divisée n'est pas terminée en angle comme la commissure labiale gauche. Elle est arrondie, parsemée de granulations glanduleuses. Le bord libre de la lèvre inférieure est en ce point renversé en dehors, comme tiré en bas par une contraction musculaire qui se prolongerait jusqu'au cou.

La face fait là une grimace des plus marquées.

L'enfant se nourrit bien et tette avec une assez grande facilité. Je ne pense donc pas qu'il y ait urgence d'opérer. La famille, au reste, s'y opposerait d'une manière formelle pour le moment. Dans tous les cas, le manuel opératoire serait des plus simples et ne différerait en rien de celui du bec-de-lièvre : rafraîchir les lèvres à réunir et pratiquer une suture entortillée.

L'appendice serait enlevé avec la plus grande facilité. Quant à refaire le pavillon de l'oreille, il ne faudrait pas y songer. L'impuissance de l'autoplastie est ici trop évidente. On pourrait seulement corriger la difformité par l'application d'une conque artificielle coloriée.

OBS. XXIII. — *Écoulement purulent par le conduit auditif externe et la trompe d'Eustache; Abcès du cerveau occupant la presque totalité des lobes moyen et postérieur à droite; Absence de tous signes pouvant faire soupçonner cette grave lésion*[1]. — Le 21 octobre 1861 s'est présenté à notre consultation Auguste C..., garçon boucher, âgé de vingt et un ans, pour se faire recevoir à l'hôpital.

C'est un garçon blond, vigoureux; il présente un écoulement purulent par l'oreille droite et des douleurs de tête depuis longtemps.

Admis dans les salles, il est couché au n° 27 de la salle Saint-Augustin.

Là, il raconte que son affection a débuté il y a trois ans; qu'ayant peu souffert d'abord, les douleurs augmentèrent dernièrement (il y a quelques mois), et qu'alors survint un abcès, puis un écoulement purulent qu'il conserve encore.

Il a toujours joui d'une bonne santé, et n'accuse d'autre affection que son otite.

Les différentes fonctions ont été normales chez lui. L'appétit s'est conservé jusqu'à ces jours derniers. Depuis lors il éprouve un mauvais goût à la bouche et crache du pus. Il accuse également un peu de constipation.

Il a toujours vaqué à ses occupations de garçon boucher et a marché jusqu'au jour de l'entrée à l'hôpital; il vient à pied à la consultation.

Absence complète de troubles cérébraux; jamais de paralysie, contracture ou convulsions. La sensibilité est partout complétement conservée. L'intelligence est très-nette; il nous fournit tous les renseignements demandés sur sa maladie.

Les seuls troubles cérébraux qu'il accuse sont des *étourdissements légers* auxquels il n'attache pas d'importance, et une céphalalgie temporo-pariétale droite, persistante et sourde, surtout dans ces derniers temps.

Lorsqu'on regarde le malade de face, deux symptômes d'une égale importance nous frappent :

1° Une saillie du pavillon de l'oreille à sa base et en arrière, ce qui ferait croire, avec le gonflement des parties molles, à une augmentation de volume de l'apophyse mastoïde, produite par une altération morbide des cellules qu'elle renferme.

[1] *Société de chirurgie*, 13 novembre 1861. Comm. par M. Richet.

2° Une certaine hébétude de la face, quelque chose de terne dans le regard, mais sans le moindre signe de paralysie faciale ou autre.

Le conduit auditif externe est rempli de pus, et la membrane du tympan perforée, ce dont on s'assure en faisant moucher le malade, lorsqu'on lui ferme le nez et la bouche. L'air des arrière-narines communique avec l'air extérieur au moyen de la trompe et de l'ouverture laissée par la destruction de la membrane du tympan.

Le 22, le pouls est fréquent, la peau chaude, la langue couverte d'un enduit blanchâtre. Ces derniers symptômes font craindre un travail pathologique du côté des méninges, présomption bien justifiée par l'événement; vingt sangsues derrière l'oreillette droite.

On prescrit également de l'eau de Kissingen, mal tolérée par le malade, et dont l'effet est nul.

Le 23, léger soulagement. Rien de nouveau. — Une bouteille d'eau de Sedlitz; injections d'eau de guimauve dans le conduit auditif externe.

Le 24, le malade a été à la garde-robe. Il demande à manger; il souffre toujours de l'oreille et de la tempe. L'écoulement purulent ne tarit pas. Sur ses vives instances on lui accorde deux portions.

Le 25, mort subite dans l'après-midi. Rien à la visite n'aurait fait présager une mort aussi rapide. Interrogé à l'effet de savoir s'il avait mangé ses deux portions d'aliments prescrites la veille, il avait répondu affirmativement, et ne paraissait pas plus souffrant que de coutume. Mais, dans l'après-midi, la religieuse du service trouve le malade axphyxiant, l'écume à la bouche; elle envoie chercher le chirurgien de garde, qui n'a pas même le temps de lui faire une prescription.

Autopsie le 27 octobre, à huit heures du matin. — Le cadavre indique une mort rapide, avec peu d'épuisement; les muscles sont volumineux, les formes arrondies : roideur cadavérique.

Le conduit auditif externe est rempli de pus. Lorsqu'on détache les parties molles de l'os temporal qu'elles recouvrent, on voit que le conduit auditif externe a été perforé à l'union de la portion osseuse et de la portion fibro-cartilagineuse; aussi du pus en nappe existe au pourtour de ce conduit après avoir décollé les parties molles.

A l'ouverture du crâne, on peut voir un développement vasculaire veineux assez considérable à la convexité des hémisphères; ceux-ci et les méninges qui les recouvrent ne paraissent point d'ailleurs être le siége d'une altération profonde.

A niveau de la corne sphénoïdale, les circonvolutions sont aplaties et présentent une couleur grisâtre, qui les fait distinguer des parties saines ; la substance cérébrale y est ramollie, et on y sent une fluctuation évidente. Les méninges ne présentent pas de traces d'inflammation.

La dure-mère, qui adhère à la face supérieure du rocher, ne présente aucune altération par sa face interne ou viscérale, mais le feuillet externe offre une tache d'un gris de fer qui correspond à une ouverture anfractueuse produite par la carie du rocher à cet endroit. La dure-mère est épaissie à cet endroit et n'offre aucune perforation. Un tractus unit l'arachnoïde pariétale au feuillet viscéral.

On détache le cerveau, et au moment où on arrive à la partie interne de la scissure de Sylvius, au niveau du confluent antérieur du liquide céphalo-rachidien, nous voyons un véritable flot de pus inonder la base du crâne ; nul doute, il vient du ventricule latéral.

Alors l'examen du cerveau fait découvrir un énorme abcès à parois peu régulières, occupant la presque totalité du lobe moyen du cerveau, et se prolongeant dans le lobe postérieur jusque dans la corne dite occipitale. Le pus arrive jusqu'à la base des circonvolutions, qui sont comme déplissées ; dans ces circonvolutions elles-mêmes on remarque, surtout dans celles qui recouvrent la face supérieure du lobe moyen, une infiltration purulente, comme de véritables petits abcès miliaires. Le lobe antérieur est sain.

Le ventricule latéral droit, dans sa totalité, a été envahi par le pus, qui y a fait irruption par la paroi supérieure, celle qui regarde le centre ovale de Vieussens.

Les plexus choroïdiens sont infiltrés de matière purulente.

La couche optique droite et le corps strié sont en partie détruits par le pus, qui paraît avoir pénétré leur substance au moment de son apparition dans le ventricule, car il ne présente point de vascularisation.

Cet abcès, qui contient près de 200 à 300 grammes d'un pus verdâtre dans certains endroits, d'un blanc laiteux ailleurs, et des stries sanguinolentes, semble être le résultat de la destruction des parois contiguës d'une foule d'abcès plus petits de différentes grosseurs. Ce qui nous fait dire cela, c'est l'existence actuelle de deux abcès de la grosseur d'une petite noix, tapissés par une fausse membrane d'une dureté remarquable (ce qui fait penser qu'elle existe déjà depuis longtemps), et très-voisins l'un de l'autre.

Le ventricule latéral gauche est sain.

Une coupe du rocher montre la destruction des parties membraneuses de l'oreille moyenne (caisse du tympan), la disparition des osselets. Toute la caisse du tympan est remplie par un pus noirâtre et par de fausses membranes peu consistantes.

Au-dessus et en dehors de la caisse, on voit une vaste cavité séparée de la caisse par une lame osseuse de 2 millimètres d'épaisseur ; elle aboutit à la face supérieure de cet os, au-dessous de la dure-mère.

Le nerf facial est sain.

Les poumons de ce garçon sont parfaitement sains. On y découvre de l'écume bronchique, une congestion à la base, qui disparaît par le lavage. Ils sont parfaitement crépitants et ne contiennent pas de tubercules.

Les autres viscères sont également sains.

A cette description peut-être un peu sommaire, on peut ajouter quelques détails et quelques réflexions.

Cette cavité est creusée dans la paroi supérieure du conduit auditif externe, et tout à fait en dehors de la caisse ; c'est là l'origine de tout le mal, c'est de là que la suppuration est partie pour détruire l'oreille moyenne, et faire irruption par le conduit auditif externe et la trompe d'Eustache à l'extérieur et dans l'arrière-gorge ; c'est de là également qu'est partie cette inflammation qui s'est propagée aux méninges par continuité, et puis, par *voisinage*, a déterminé la suppuration de la pulpe cérébrale. Veuillez remarquer effectivement qu'il n'y a aucune communication entre cette cavité accidentelle creusée dans le rocher et la cavité crânienne, et que par conséquent la suppuration n'a pu se frayer un passage dans le crâne.

Qu'est-ce que cette cavité? comment s'est-elle formée? Est-ce une carie ou une nécrose purement inflammatoire? ou bien résulte-t-elle de la fonte purulente d'un tubercule osseux? On pourrait admettre cette dernière opinion, par la raison que les parois en sont parfaitement lisses et polies, qu'il n'est possible de découvrir dans les parties osseuses qui l'avoisinent aucune trace d'un travail phlegmasique, qui aurait certainement existé si le travail eût été purement inflammatoire ; enfin, parce que nous avons trouvé cette cavité remplie d'un pus grisâtre, concret, ressemblant pour la consistance à ce mastic dont les vitriers se servent pour assujettir les vitres.

Néanmoins, l'absence de tubercules dans les viscères est une objection qui se présentera tout naturellement à l'esprit.

Il me reste maintenant à attirer l'attention sur un dernier point ; je veux parler de la question physiologique. Il n'est pas sans exemple de voir des lésions du cerveau, même très-étendues, ne manifester leur présence pendant la vie par aucun symptôme appréciable ; et l'on a cité l'observation d'un cordonnier dont les deux lobes cérébraux avaient été traversés par un coup de tranchet, et qui n'en continua pas moins à vivre pendant huit jours sans offrir aucun symptôme pouvant faire soupçonner une si grave lésion. Pourtant il est rare de voir un travail pathologique aussi étendu ne se trahir à l'extérieur que par de légers étourdissements, et on reste réellement confondu en songeant que, dans certains cas, un épanchement sanguin de la grosseur d'une noisette, survenant soit dans le corps strié, soit dans les couches optiques, soit ailleurs, détermine des hémiplégies complètes, tandis qu'une collection purulente contenant 250 à 300 grammes de pus, peut se former dans le cerveau sans occasionner le plus léger trouble dans la motilité ou la sensibilité, je dirai même dans l'intelligence. On renonce à toute explication de pareils faits.

Mais ce qu'il faut faire ressortir, c'est la mort subite de cet individu, qui, dans l'espace de quelques minutes, a été comme asphyxié par l'écume bronchique abondante que nous avons retrouvée à l'autopsie dans les voies respiratoires.

Il me paraît possible d'expliquer cette mort rapide de la manière suivante : l'abcès qui s'était formé dans la pulpe cérébrale et occupait les lobes moyen et postérieur en presque totalité, s'était avancé jusqu'au voisinage immédiat du ventricule latéral, lorsque tout à coup, rompant la paroi supérieure de ce ventricule, le pus fit irruption dans cette cavité, jouant le rôle d'un brusque épanchement sanguin.

Cet homme aurait donc succombé comme succombent les individus frappés d'apoplexie dite foudroyante, avec cette différence que le liquide désorganisateur était du pus et non du sang.

Obs. XXIV. — *Nécrose du rocher; Ulcération de la carotide interne à son passage dans le canal carotidien; Hémorrhagies répétées. — Ligature de la carotide primitive. — Mort* [1].

C... (Joseph), soldat au 13e régiment d'artillerie, âgé de vingt-trois ans, a été traité, en 1859, à l'hôpital militaire de Douai, pour une pleurésie. Entré au même hôpital une seconde fois en 1860, pour des abcès froids multiples qui ont nécessité sa réforme, il est évacué sur le Val-de-Grâce le 31 janvier 1861.

Avant son arrivée sous les drapeaux, sa santé a toujours été assez bonne, et malgré les fatigues auxquelles les fonctions de cocher et de domestique l'exposaient, il n'a jamais été atteint d'affections sérieuses. Cependant, dans son enfance, il a eu des adénites suppurées dont on voit les cicatrices au-dessous de la mâchoire inférieure.

Le jour de son entrée dans mon service, sa constitution est profondément altérée; il est pâle, amaigri, et on constate la présence de tubercules dans différents organes. Du côté de la poitrine, on trouve tous les signes d'une phthisie pulmonaire au deuxième degré; toux fréquente, quinteuse; expectoration muco-purulente, crachats nummulaires, submatité dans les régions sous-claviculaires, respiration rude, expiration prolongée, quelques craquements au sommet des deux poumons, plus prononcés à gauche. Le ventre est distendu, dou-

[1] *Gazette des hôpitaux*, 27 juillet 1861. Comm. par M. Baizeau.

loureux, surtout au-dessus de l'ombilic. A ce niveau, on sent un empâtement profond qui fait croire à une tuberculisation du grand épiploon; légère suffusion séreuse dans le péritoine; digestion difficile, diarrhée habituelle.

Des abcès froids multiples, développés il y a plusieurs mois autour du genou droit et du coude gauche, ont laissé dans le voisinage de ces articulations des trajets fistuleux nombreux qui aboutissent, les uns à la face externe et inférieure du fémur, dénudée dans une petite étendue; les autres, à l'extrémité cubitale de l'humérus, également privée de son périoste. Au-dessous de l'apophyse zygomatique, à 2 centimètres au-devant de l'oreille gauche, est une autre fistule consécutive à des tubercules enkystés et ramollis de la branche montante du maxillaire inférieur.

Enfin, depuis dix mois, il existe du même côté un léger écoulement purulent du conduit auditif, entretenu par une nécrose de l'oreille moyenne. La membrane du tympan est perforée et l'ouïe est notablement affaiblie.

Ce malade est soumis à un régime fortifiant auquel j'associe alternativement l'huile de foie de morue, le vin de quinquina et les pilules d'iodure de fer. Des injections légèrement astringentes avec l'alun sont faites dans l'oreille, et des injections iodées dans les trajets fistuleux.

Le 10 mai, à la suite d'une quinte de toux, un écoulement de sang peu abondant a lieu par l'oreille gauche. Il se renouvelle successivement pendant trois jours, mais chaque fois il s'arrête spontanément après une perte de sang très-faible. Je prescris des injections dans la caisse du tympan avec du persulfate de fer; de la charpie imbibée du même liquide est introduite dans le fond du conduit auditif externe, et j'ajoute au traitement interne une potion avec 1 gramme de persulfate de fer, et plus tard l'eau de Rabel.

Dès les premières apparitions de l'écoulement sanguin, j'annonçai aux médecins stagiaires qui suivaient ma visite que très-probablement la carotide interne était ulcérée à son passage dans le rocher par le fait de la lésion de cet os, et que l'hémorrhagie se répéterait et tuerait inévitablement ce malade.

Mon diagnostic fut bientôt vérifié par la marche des accidents. En effet, l'hémorrhagie, suspendue pendant huit jours, revient le 22 avec plus d'intensité que les premières fois; le sang sort en même temps par le conduit auditif, par les narines et par la bouche; il est rouge vermeil, et il n'y a aucun doute à avoir sur sa nature artérielle. Toutefois, le tamponnement du conduit auditif l'arrête facilement.

Le 24 et le 26, nouvelles hémorrhagies qui cessent d'elles-mêmes au bout d'une minute de durée. Le malade, très-affaibli, est incapable de supporter d'autres pertes de sang un peu copieuses. Le 27, je me décide donc, après avoir pris l'avis de MM. Laveran, Legouest et Trudeau, à pratiquer la ligature de la carotide primitive gauche. Quelques instants avant l'opération, une hémorrhagie se déclare, mais on y met fin aussitôt par la compression de la carotide. La ligature faite, le sang ne coule plus; mais le malade se plaint d'une vive douleur dans l'hypochondre gauche, de constriction à la base de la poitrine, de bourdonnements et de tintements d'oreilles. Le pouls est plein, précipité. La déglutition est pénible, et quelques cuillerées de bouillon et un peu de vin sucré sont avalés avec difficulté. Le lendemain, la prostration est grande, il y a tendance à la somnolence; la déglutition est encore plus pénible que la veille, mais la respiration est moins gênée et la douleur de l'hypochondre a diminué.

Le 28, à neuf heures un quart, c'est-à-dire vingt-quatre heures après la ligature, l'hémorrhagie reparaît et cesse presque immédiatement.

Le 29, à trois heures du matin, un écoulement de sang plus considérable que le précédent se fait par les fosses nasales; céphalalgie; sensation de chaleur générale assez vive; peau sudorale; pouls accéléré; déglutition plus facile. La faiblesse excessive du malade ne permet pas de pratiquer la ligature de l'autre carotide, opération qui me semble du reste inutile. Je me borne à renouveler le tamponnement de l'oreille moyenne et à faire des injections avec le persulfate de fer; de nouvelles pertes de sang ont lieu dans la journée du 29, à dix heures du matin et à trois heures et demie du soir, et le 30, à cinq heures du matin. Le malade succombe le même jour, à onze heures du soir.

Autopsie. — Pour ne pas prolonger inutilement cette observation, je laisse de côté les détails relatifs aux altérations de la poitrine et de l'abdomen; il suffit de savoir que les poumons et le péritoine sont infiltrés de tubercules, comme cela avait été reconnu pendant la vie. Le cerveau est pâle; les ventricules sont remplis de sérosité. Le lobe moyen gauche présente à sa face inférieure une petite tache brune lenticulaire qui pénètre à 5 millimètres de profondeur; dans son centre est une gouttelette de pus épais, mêlé à la substance cérébrale ramollie. Au point correspondant, l'arachnoïde et la pie-mère sont saines; il n'y a ni fausses membranes ni adhérences. La dure-mère a une teinte foncée; mais cette coloration paraît être produite par le contact du sang mélangé à du persulfate de fer qui s'est échappé par des fissures qui font communiquer la face antérieure et supérieure du rocher avec le canal carotidien.

La surface extérieure du rocher, soit du côté de la cavité encéphalique, soit du côté de la base du crâne, n'offre rien de particulier.

Ayant réséqué avec un sécateur la face inférieure du conduit auditif, la caisse du tympan est mise à nu; elle est recouverte d'une couche épaisse de sang coagulé, qui est enlevée par un filet d'eau. La muqueuse qui la tapisse et la membrane du tympan sont détruites; une large communication est établie entre cette cavité et le canal carotidien aux dépens de la portion osseuse située derrière le promontoire, et qui sépare le conduit artériel de celui de la trompe d'Eustache. Cette partie commune aux deux canaux, frappée de nécrose, a été isolée du corps du rocher, et est venue former deux petits séquestres fort irréguliers, l'un du volume d'un grain de riz, l'autre un peu plus gros qu'un pois, qui, couchés sur la face inférieure de la carotide interne, au niveau de sa première courbure, l'ont ulcéré, et ont déterminé deux perforations circulaires de deux tiers de millimètre de diamètre, très-rapprochées l'une de l'autre.

On trouve dans les recueils de médecine des exemples assez nombreux d'ulcérations d'artères produites par des corps étrangers cachés dans les tissus, par des esquilles ou les extrémités d'os fracturés; mais les observations de perforations artérielles consécutives à une carie sont très-rares.

Cependant M. Chassaignac a cité, dans son *Traité de la suppuration* (tome Ier, page 529), un exemple semblable à celui que je viens de relater. Son malade, comme le mien, avait une carie du rocher, et l'artère carotide interne, ulcérée par un séquestre, devint la source d'hémorrhagies qui entraînèrent rapidement la mort.

J'ai été appelé, il y a quelques mois, à observer un fait analogue qui a été communiqué à la Société de chirurgie par M. Legouest. Dans ce cas, l'ulcération siégeait sur l'artère vertébrale, et avait été déterminée par une carie des vertèbres cervicales. Deux hémorrhagies qui s'étaient manifestées après l'ouverture de l'abcès symptomatique de l'altération osseuse avaient été arrêtées par le tamponnement; une troisième, qui se fit pendant ma visite, amena une syncope mortelle, bien que la perte de sang n'ait pas été au delà de 125 à 150 grammes.

Dans ces trois observations, l'ulcération a été produite par le même mécanisme, par la pression et le frottement des séquestres ou des os cariés sur l'artère. On remarquera que les artères vertébrales et carotides internes présentent une disposition anatomique exceptionnelle qui les expose plus que les autres vaisseaux à ce mode d'ulcération, et augmente la gravité de ces lésions. La mort en est la conséquence inévitable, et on ne peut tout au plus, à l'aide du tamponnement et de la ligature, que suspendre momentanément l'hémorrhagie et prolonger la vie du malade de quelques jours; car, d'une part, il est impossible d'espérer la formation d'un caillot et l'oblitération d'une artère placée au milieu d'os cariés ou nécrosés, et dont la perforation reste béante et baignée par le pus, et, de l'autre, la facilité du rétablissement de la circulation dans la partie supérieure du vaisseau lésé, ne permet pas de penser que la ligature puisse avoir d'heureux résultats.

Néanmoins, chez mon malade, j'ai cru devoir lier la carotide, bien que je ne me fisse pas illusion sur les suites de cette ligature, afin de retarder la mort de quelques jours. Je n'ai pas même eu cette légère satisfaction; on a vu que l'hémorrhagie s'est reproduite le lendemain. La ligature de l'autre carotide aurait-elle eu plus de chances de succès? Évidemment non; la circulation se serait promptement rétablie au moyen des artères vertébrales, et cette nouvelle opération, fort grave par elle-même, n'aurait certainement fait que hâter la mort. Il m'a donc paru préférable de m'abstenir[1].

[1] *Gazette des hôpitaux*, 27 juillet 1861.

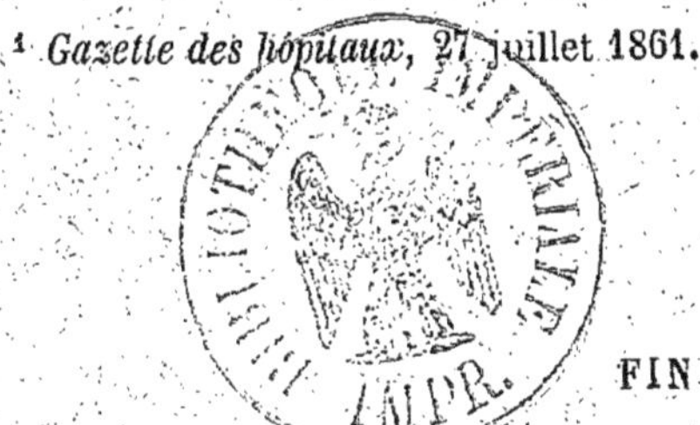

FIN

TABLE

PARIS. — IMP. SIMON RAÇON ET COMP., RUE D'ERFURTH, 1.

www.ingramcontent.com/pod-product-compliance
Ingram Content Group UK Ltd.
Pitfield, Milton Keynes, MK11 3LW, UK
UKHW020208250726
13967UKWH00003B/1338